身体診察
免許皆伝

目的別フィジカルの取り方 伝授します

編集

徳洲会奄美ブロック総合診療研修センター
平島　修

獨協医科大学総合診療科・総合診療教育センター
志水太郎

島根大学医学部附属病院卒後臨床研修センター
和足孝之

医学書院

〈ジェネラリストBOOKS〉
身体診察 免許皆伝――目的別フィジカルの取り方 伝授します

発　行	2017年4月15日　第1版第1刷Ⓒ
	2023年7月15日　第1版第5刷

編　集　平島　修・志水太郎・和足孝之
　　　　（ひらしま　おさむ）（しみずたろう）（わたりたかし）

発行者　株式会社　医学書院
　　　　代表取締役　金原　俊
　　　　〒113-8719　東京都文京区本郷1-28-23
　　　　電話　03-3817-5600（社内案内）

印刷・製本　三美印刷

本書の複製権・翻訳権・上映権・譲渡権・貸与権・公衆送信権（送信可能化権を含む）は株式会社医学書院が保有します．

ISBN978-4-260-03029-8

本書を無断で複製する行為（複写，スキャン，デジタルデータ化など）は，「私的使用のための複製」など著作権法上の限られた例外を除き禁じられています．大学，病院，診療所，企業などにおいて，業務上使用する目的（診療，研究活動を含む）で上記の行為を行うことは，その使用範囲が内部的であっても，私的使用には該当せず，違法です．また私的使用に該当する場合であっても，代行業者等の第三者に依頼して上記の行為を行うことは違法となります．

JCOPY 〈出版者著作権管理機構　委託出版物〉
本書の無断複製は著作権法上での例外を除き禁じられています．複製される場合は，そのつど事前に，出版者著作権管理機構（電話 03-5244-5088，FAX 03-5244-5089，info@jcopy.or.jp）の許諾を得てください．

執筆者一覧 (50音順)

有馬	丈洋	洛和会音羽病院感染症科・総合診療科
石丸	裕康	関西医科大学総合診療医学(地域医療学)
今村	太一	University of Connecticut Emergency Medicine Residency
大場雄一郎		大阪府立急性期・総合医療センター総合内科
梶	有貴	国際医療福祉大学成田病院総合診療科
川島	篤志	市立福知山市民病院総合内科/研究研修センター
坂本	壮	総合病院国保旭中央病院救急救命科/臨床研修センター
皿谷	健	杏林大学呼吸器内科
志水	太郎	獨協医科大学総合診療科・総合診療教育センター
時岡紗由理		東京都立広尾病院循環器科
徳田	安春	臨床研修病院群プロジェクト群星沖縄
土肥	栄祐	国立精神神経医療研究センター神経研究所疾病研究第三部
長野	広之	京都大学大学院医学研究科医療経済学分野博士課程/よしき往診クリニック
西口	翔	湘南鎌倉総合病院総合内科
能勢	裕久	川内市医師会立市民病院神経内科(前 鹿児島市立病院内科/神経内科)
濱口	杉大	福島県立医科大学総合内科
平島	修	徳洲会奄美ブロック総合診療研修センター
水野	篤	聖路加国際病院心血管センター循環器内科
矢吹	拓	国立病院機構栃木医療センター内科
綿貫	聡	地方独立行政法人東京都立病院機構東京都立多摩総合医療センター救急・総合診療科/医療安全対策室
和足	孝之	島根大学医学部附属病院卒後臨床研修センター

本書を手にしたあなたへ

あなたの周りに，「身体診察に自信を持って実践しています」という先生はいますか？

「内視鏡検査に自信をもって実践，教育しています」という消化器内科の先生はどの病院にもよくいらっしゃると思いますが，身体診察に自信満々の先生を見つけるのは難しくありませんか．その違いは専門医システムの違いにあると思います．日本には内視鏡専門医はあっても身体診察専門医はありません．では，内視鏡専門医は患者の診察は不要なのでしょうか．もちろんその答えは「No」であって，すべての臨床医が身体診察専門医であるべきなのです．しかし残念ながら，身体診察に自信を持って教育まで行っている先生方は非常に少ないのが現状です．臨床現場に出た医学生・研修医はその理想と現実に悩まされ，専門家として臨床を積んだ先生方は身体診察の重要性と奥の深さに気付かされることがあるのではないでしょうか．

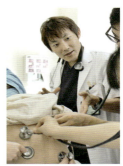

平島 修

身体診察ってどの教科書で勉強したらよいですか？

私たち編集者は全国で身体診察の教育活動を行うなかで，参加者から「どの教科書で勉強したらよいですか？」とたびたび質問を受けるのですが，この本が一番勉強しやすいと共通して言える本がなかなか見つかりませんでした．

私たち3人は，尊敬するWilliam Osler先生の「病院は大学である」という教えを重んじ，ベッドサイドでの教育を第一と考え，これまで様々な施設でベッドサイド回診を通して身体診察の指導を行ってきましたが，そこで大変面白いことに気が付きました．ある病院では当た

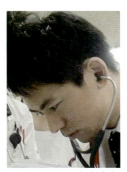

志水太郎

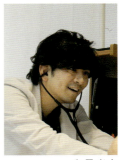

和足孝之

り前の診察手技が他の病院では誰も知らない診察手技であったり，あまり教科書に書かれていないマイナーな診察手技が，ある病院では常識のように扱われていることもありました．また，どの教科書にも書かれている診察手技のなかには，教育活動で訪れたすべての病院で全く使われておらず理解もされていないという現実もありました．既存の身体診察の教科書に足りないもの，それが「現場感覚」であることに私たちは気が付いたのです．

サイエンスという鎧とアートという剣

　ある疾患を疑った時に，どのように身体診察を通して rule in/rule out したらよいのか．日常診療では診断までの過程でこのような問題に日々遭遇し，検査を追加するべきかわれわれの頭を悩ませます．先人の研究による感度・特異度を頼りに診断することもあります．しかし，目の前の患者を100%研究対象者に合致させることは不可能ですし，感度・特異度で診断を誤られた患者を「しょうがない」で片づける訳にはいきません．われわれに必要なのはサイエンス（エビデンス）という鎧とアートという剣です．アートとは先人達が残した身体診察へのこだわりであり，思いなのです．先人達が残した貴重な剣を錆びつかさせるのではなく磨くことが，われわれに必要なのではないでしょうか．

身体診察という無形文化財を継承しよう

　この書籍を編集するにあたり，私たちは身体診察にこだわりのある先生方を全国から探し，まずはこの書籍の企画に対する思いをぶつけました．ご賛同くださった先生方には，解剖を意識しつつ，診察所見へのこだわりを中心に記述していただいています．特に写真においては手の添え方までこだわって撮影しています．読者の先生方に明日の臨床にすぐに役立てていただくことを何よりも重視しています．また，各項の冒頭にはそれぞれの診察のポイントを表にまとめています．知識は使わなければ忘れてしまいます．現場ではこの表を活用していただき，診察の反復によってアートを磨いていただければと思います．

＊

　執筆者の先生方にご自分の診察のこだわりを中心に書いていただくのは当初予想していた以上に大変な作業であり，大幅に変更や補足をお願いすることもあり，企画から出版まで2年もの時間を要しました．執筆してくださった先生方へこの場

を借りてお礼を申し上げます．また，編集者と執筆者の間に挟まれ心身ともに苦労をおかけした医学書院の安部直子さんに深くお礼を申し上げます．

　この書籍により，1人でも多くの患者さんの笑顔が見られることを心から祈ります．

2017年2月

平島　修・志水太郎・和足孝之

編者紹介

平島　修（ひらしま おさむ）
徳洲会奄美ブロック総合診療研修センター

1979年福岡県生まれ，2005年熊本大学卒．福岡徳洲会病院，市立堺病院（現 堺市立総合医療センター）を経て，2013年より奄美大島で勤務．2011年に身体診察の技術を高める部活動（ワークショップ）「フィジカルクラブ」を立ち上げる．「医の原点」と信じる離島で診療をしながら，休日にはフィジカル部長として全国各地へ赴き，参加者全員の身体を使って身体診察能力を高める活動を熱く，楽しく，展開している（年間延べ50回以上）．
「手あての医療で溢れるセカイを目指して」発信を続けている．
フィジカルクラブ HP：https://www.physicalclub.org/

志水 太郎（しみず たろう）
獨協医科大学総合診療科・総合診療教育センター

1977年東京生まれ，2005年愛媛大学卒．江東病院，市立堺病院（現 堺市立総合医療センター），米国カリフォルニア大，カザフスタン・ナザルバイエフ大，練馬光が丘病院，米国ハワイ大，東京城東病院を経て，2016年より現職．ベッドサイド教育重視の臨床教育に注力し，「関西若手医師フェデレーション」など全国各地の若手医師ネットワークの設立にも貢献．留学中は，学費を稼ぐため，週末に帰国して200施設以上で勤務する生活をしていた．
「診断戦略を世界標準の診断思考に広め，進化させる」「時期が来たらオリジナルの医学部を創り，世界をリードする医学教育を展開する」が将来の構想．
http://blog.livedoor.jp/aquaflowers7/

和足 孝之（わたり たかし）
島根大学医学部附属病院卒後臨床研修センター

1979年東京生まれ，2009年岡山大学卒（学士編入学）．湘南鎌倉総合病院総合内科で初期・後期研修．その後，東京城東病院総合内科の立ち上げに関わりながら，関東中の救急告示病院で断らない当直業務を行う．2015年マヒドン大学臨床熱帯医学大学院修了，2016年より現職，同時に2017年よりハーバード大学医学部ICRTプログラムに在籍中．
「ジェネラルマインド普及活動で日本を救いたい」
http://blog.goo.ne.jp/wataritari

目次

本書を手にしたあなたへ ... v
編者紹介 ... viii
身体診察スクリーニングマップ ... xii

第1章 まず診察の型を作りましょう
身体診察スクリーニング ... 平島 修 1

第2章 目的別フィジカルの取り方 ... 13

▶全身状態
ショックを疑った時の身体診察 ... 今村太一 14
リンパ節腫脹がある時の身体診察 ... 梶 有貴・徳田安春 24

▶神経系
しびれがある時の身体診察 ... 土肥栄祐 34
意識障害がある時の身体診察 ... 坂本 壮 50
髄膜炎を疑った時の身体診察 ... 能勢裕久 62

▶循環器系
心不全を疑った時の身体診察 ... 時岡紗由理・水野 篤 70
肺塞栓を疑った時の身体診察 ... 西口 翔 84
感染性心内膜炎を疑った時の身体診察 ... 大場雄一郎 94

▶呼吸器系
肺炎を疑った時の身体診察 ... 皿谷 健 108
閉塞性肺疾患（喘息・COPD）を疑った時の身体診察 ... 濱口杉大 120

▶消化器系

消化管出血を疑った時の身体診察	和足孝之	134
虫垂炎を疑った時の身体診察	平島　修	146
腸閉塞を疑った時の身体診察	矢吹　拓	158
肝硬変を疑った時の身体診察	川島篤志	170

▶代謝・内分泌系

甲状腺疾患を疑った時の身体診察	長野広之・石丸裕康	182

▶四肢・体幹・皮膚

膠原病を疑った時の身体診察	綿貫　聡	191
皮膚・軟部組織感染症を疑った時の身体診察	有馬丈洋	203

第3章　あるジェネラリストの身体診察
発熱患者をみる時　　　　　　　　　　　志水太郎　215

索引　　　　　　　　　　　　　　　　　　　　　　231

COLUMN

1. Z score を用いたリンパ節生検の判断　　　　　　　　　　梶　有貴　33
2. 困った時は大泥棒の言葉を—Sutton の法則　　　　　　梶　有貴　83
3. 身体所見の流行り廃り　　　　　　　　　　　　　　　和足孝之　93
4. 身体診察の標準装備　　　　　　　　　　　　　　　　志水太郎　107
5. 呼吸器疾患における視診と触診　　　　　　　　　　　皿谷　健　119
6. 当直サバイバルで学んだこと　　　　　　　　　　　　和足孝之　145
7. 歴代の指導医たちから学んだ pearl　　　　　　　　　志水太郎　181
8. 壊死性筋膜炎の診断と治療　　　　　　　　　　　　　有馬丈洋　214
9. 手の診察　　　　　　　　　　　　　　　　　　　　　志水太郎　218
10. 医師の資質とは　　　　　　　　　　　　　　　　　　平島　修　230

ブックデザイン：菊地昌隆（アジール）

身体診察スクリーニングマップ

バイタルサイン
- General appearance, 身長, 体重, 血圧, 脈拍, 呼吸数, 体温

①頭部
- 眼球：貧血, 黄疸, 充血
- 咽頭：咽頭, 扁桃, 口腔粘膜
- 耳：外耳道, 鼓膜
- 甲状腺：触知可能か, 腫大

③呼吸器
- 肺胞呼吸音, 気管支呼吸音
- wheeze, crackle

⑤腹部
- 腹壁の形・緊張
- 蠕動音
- 圧痛, 筋性防御
- Murphy 徴候, 肝叩打痛

⑦背部
- CVA 叩打痛
- 脊柱叩打痛
- 傍脊柱筋圧痛

⑨皮膚
- 紅斑, 紫斑, 刺し口

⑩神経
- 脳神経
- 四肢筋トーヌス, 筋力
- 四肢感覚
- 失調
- 深部腱反射
- 病的反射

⑪眼底
- 赤色反射
- 乳頭（うっ血, 網膜静脈拍動）
- 動脈交叉
- 白斑, 出血斑

②頸部
- 胸鎖乳突筋, 斜角筋
- 気管の偏位・高さ
- 内頸静脈拍動
- 腹部頸静脈試験

④循環器
- 心尖拍動（位置・範囲）
- 心音, 心雑音

⑥直腸診
- 腫瘤, 便色
- 前立腺の大きさ・圧痛
- 肛門括約筋の緊張

⑧四肢
- 末梢冷感, 足背動脈触知
- 関節腫脹, 圧痛
- 浮腫
- 爪

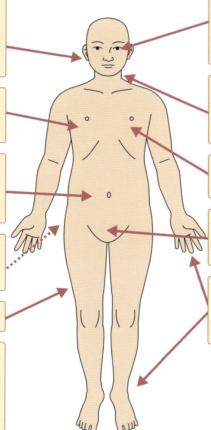

第1章

まず診察の型を作りましょう

身体診察スクリーニング

身体診察スクリーニングの目的

　スクリーニング診察は本当に必要だろうか．病歴聴取の情報をもとに鑑別診断を挙げて，絞った身体診察のみを行うことも可能である．そもそも，すべての患者に全身の詳細な診察を行うことは現実的に不可能である．しかし，「絞る」という思考・行為が異常を見逃す危険性があるのも事実である．また身体診察も手技の1つと考えると，「絞る」診察のみの繰り返しによりある一定の手技に偏ってしまい，必要な診察技法が忘れられてしまう．スクリーニング診察は問診でいう review of system のようなものであり，**陽性所見だけでなく，陰性所見も診断には重要な要素**となる．すべての患者に行う必要はないが，病歴聴取だけですぐに診断することが難しい患者ではスクリーニング診察を行うなど，疾患特有の「絞る」診察を分けて行うことが望ましい．いつも必殺技ばかり気にして，明らかに見えている所見を見逃して足元をすくわれないよう，身体診察の基本となる型を身につけてほしい．

バイタルサイン

全身状態

　全身状態とは，病歴聴取を行う前，最初に患者を目撃した時の印象である．外来など初めて患者と出会う状況だけでなく，日々の回診や急変時診察の際にも全身状態がよいのか，悪いのかを判断するとよい．患者の体位(臥位・座位)，表情(化粧をしているか)，疼痛の有無，発汗の有無などをみる．

循環と呼吸

■血圧

　血圧計には水銀血圧計，水銀レス血圧計，アネロイド血圧計，電子血圧計がある **図1**．柱型の水銀・水銀レス血圧計は他と違い，吸気と呼気のわずかな血圧差をみる奇脈の測定が可能である．**左右の差**，臥位・立位など**体位による血圧の変動**を併せて測定する．

■呼吸

　呼吸回数は患者の胸郭の動きをみながら15〜30秒間数え，4倍あるいは2倍する．バイタルサインで唯一器械での測定が困難で，とり忘れてしまいがちだが，呼

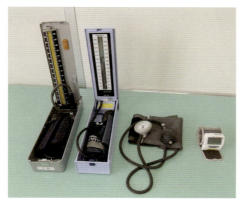

図1 血圧計の種類
（左から）水銀血圧計，水銀レス血圧計，アネロイド血圧計，電子血圧計．

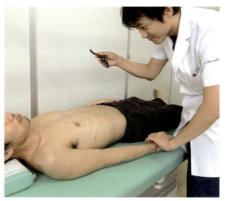

図2 呼吸回数の測定法
橈骨動脈を触れ，脈を測定している仕草で呼吸回数をみる．呼吸回数を数える場合は胸郭の動きを観察しやすいよう，前胸部は服を脱がせて観察する．必要に応じてしゃがんで目線を胸部に合わせて胸郭の上下運動を確認する．

吸様式の診察を重視することでそれは解消できる．図2のように胸部全体を観察できるよう，前胸部は服を脱がせて観察する．同じ頻呼吸でも，**浅く早い呼吸は呼吸性アルカローシス，大きく早い呼吸では代謝性アシドーシス**を疑うことができる．漫然と動脈血液ガス検査を行うのではなく，異常な結果をみた際に改めて観察することを繰り返していると，**呼吸回数と呼吸様式で**，ある程度**血液ガス検査結果の推定ができる**ようになる．

■ 脈拍

脈拍の診察は**数・リズム・強さ**を意識して触診で行う．脈の強さを客観的にとらえるのは意外と容易ではなく，数をこなしながら大きい・小さいと自分なりの判断を行い，診断結果と照らし合わせながら習得していくとよい図3．
① 橈骨動脈は左右同時に触れ左右差を確認する．
② リズム不整を感じる場合は心音の聴診をしながら同時に触れる．
③ 強さを評価する場合は脈の立ち上がりと消退成分を意識して感じる．

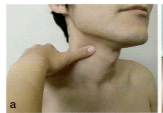 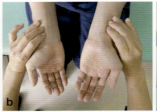 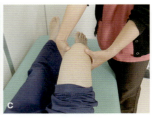

図3 頸動脈（a），橈骨動脈（b），膝窩動脈（c）の触診
頸動脈は母指で触れ，強さの評価を行う．橈骨動脈は3本の指で両側同時に触れ，リズム，左右差を意識する．膝窩動脈は触れにくい動脈であり，両手の指先を使って探すように触診する．容易に触診できた場合には大脈である可能性が高い．

頭頸部診察

眼

　眼球・眼瞼の結膜で，貧血，黄染，充血の有無を確認する．貧血・黄染を疑う場合には眼球だけではなく全身に目を向ける．貧血による全身の蒼白や肝障害に伴う全身の黄疸が顕著であったとしても，初めて診察する患者では，色白の肌や日焼けした肌として見逃されることが多い．

　また，**片側の充血**がみられる場合には緑内障を検討する．緑内障では角膜周囲に充血が強い**毛様充血**が特徴的で，強膜の辺縁に充血が強い結膜充血（結膜炎に特徴的）と区別されるが，どちらも程度が強い場合には判断が難しい．そこで緑内障を疑う場合には，**病側がわずかに散瞳**することが多いため，瞳孔の左右差に目を向けるとよい．

咽頭

　咽頭は，①口蓋弓の形，②咽頭後壁，③扁桃の3つの所見に異常がないかを意識すると，病的意義をとらえやすい．舌圧子を用いて診察を行う 図4 が，抵抗のため困難な場合は，患者に上を向いてもらうと観察しやすくなる 図5 ．

① 口蓋弓の形の異常

　扁桃周囲膿瘍の有無，口蓋垂の形・偏位を確認する．**口蓋垂が心拍に一致して揺れていれば重症大動脈弁逆流を疑う所見**である（Müller徴候）[1]．

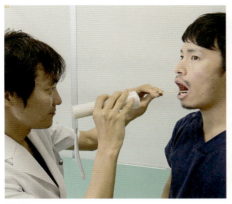

図4 舌圧子を用いた咽頭の診察
舌圧子で舌を下によけ，患者に「あー」と発声してもらう．咽頭が唾液の泡で観察しにくい場合には，一度唾液や少量の水を飲み込んでもらうとよい．

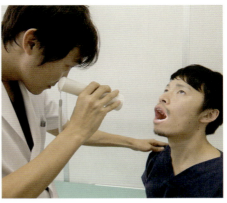

図5 舌圧子を用いない咽頭の診察
頭部を後屈させると口腔から咽頭にかけて直線になり，咽頭が見やすくなる．

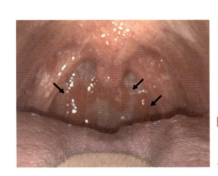

図6 インフルエンザ濾胞
インフルエンザ感染でみられた咽頭後壁のリンパ濾胞．濾胞は鮮紅色を呈し，周囲との境界がくっきりとしている．

② 咽頭後壁の異常

主にウイルス性咽頭炎でリンパ濾胞の腫脹を認める．特にインフルエンザウイルス感染では，周辺との境界がはっきりしたイクラ様の濾胞を呈する 図6．一方インフルエンザ以外のウイルスでは周辺との境界が不鮮明な濾胞を呈する．

③ 扁桃の異常

気道のゆとりがどれくらいあるかを意識しつつ，扁桃の大きさでⅠ〜Ⅲ度に分類する 図7．

特に咽頭痛・嚥下時痛を訴える患者では，重篤化すると気道閉塞の恐れがあるこ

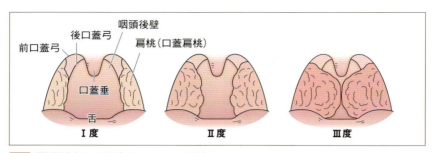

図7 扁桃腫大の分類（Mackenzie 分類）
後口蓋弓を越えない腫大をⅠ度，口蓋正中に達するものをⅢ度，その中間をⅡ度とする．

とを念頭に置いて診察する．落とし穴として，扁桃周囲膿瘍やⅢ度の扁桃腫大では，開口障害をきたすことがあり，十分に咽頭を観察できない場合は，入院下で観察するか早期に耳鼻科コンサルトを行いたい．

肺の診察

視診

頸部と胸部に目を向ける．頸部では胸鎖乳突筋の肥厚の有無を観察する 図8 ．胸鎖乳突筋の使用の有無は鎖骨・胸骨との付着部の動きを観察するとよい．胸部ではバイタルサインで述べた胸郭の動き，そしてビア樽状胸郭（➡ p125）や亀背などの呼吸機能への影響がある変形も意識して確認する．

触診

胸骨切痕に指を入れ，気管の偏位・短縮を触診する 図9 ．輪状軟骨から胸骨切痕に指を入れ，2横指以下なら短縮と判断する（➡ p126）．さらに気管が吸気時に胸郭へ引き込まれ呼気に戻るような甲状軟骨の上下運動をCampbell徴候[2]といい，慢性閉塞性肺疾患や重症呼吸不全でみられる．

聴診

①背景の呼吸音→②副雑音→③声音振盪の順に確認する．副雑音を探すことだけが呼吸の聴診ではない．背景の呼吸音の聴診では，しかるべき場所でしかるべき呼

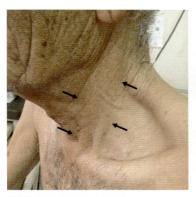

図8 補助呼吸筋の肥厚
慢性閉塞性肺疾患患者にみられた胸鎖乳突筋の肥厚．周囲のるいそうに比して胸鎖乳突筋のみ肥大していることが特徴．

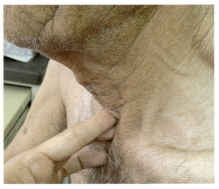

図9 気管の短縮
慢性閉塞性肺疾患患者にみられた気管の短縮．輪状軟骨下縁から胸骨切痕に指を当てる．正常では3〜4横指入るが，肺の過膨張に伴い気管は胸郭へ引き込まれる（写真では1.5横指）．

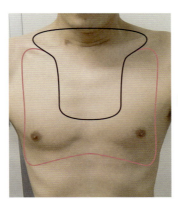

図10 正常呼吸音の分布
気管支呼吸音（黒線部分）と肺胞呼吸音（赤線部分）の一番大きな音色の違いは，気管支呼吸音は呼気がしっかり聴取できるのに対し，肺胞呼吸音はほとんど聴取できないことである．気管支で発生する乱流による気管支呼吸音は肺（肺胞内の空気）により高調な音が吸収されるため，肺胞呼吸音は残った吸気のみの小さな音になる．

吸音が聴取できるかを確認する 図10．正常では胸部の中心から頸部にかけては気管支呼吸音，末梢では肺胞呼吸音を聴取するが，**末梢で気管支呼吸音を聴取する場合には肺炎や肺癌**などの病変を疑う．病変があっても，十分な気流がないと雑音は聴取しないことが多いため，呼吸音の聴診は深呼吸を患者に指示して評価する．言い方を変えると，**深呼吸をできない患者では病変を指摘できない可能性がある．**声音振盪の診察を組み合わせることで，聴診で見逃される病変を指摘することも可能である．

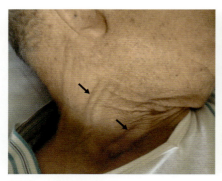

図11 外頸静脈の怒張
ベッド角度45°での観察所見.「外頸静脈怒張あり/45°」と判断した.

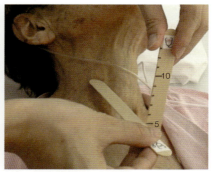

図12 内頸静脈拍動の増高
ベッド角度45°での観察所見. 拍動の上端を観察し, 胸骨角からの高さを測定する. 4.5cm以上を頸静脈圧の上昇と判断する. この患者は「内頸静脈5cm/45°」と判断した.

打診

　左右差を意識する. 気胸がある場合には**鎖骨を直接叩くと左右差**を認める. また, 打診と聴打診を組み合わせることで胸水貯留の境界面を探ることができる.

心臓の診察

視診

　頸静脈の診察を内頸静脈・外頸静脈に分けて観察する. 外頸静脈は胸鎖乳突筋の表層を走行するため, 直接血管の走行をみることができるが, 内頸静脈は胸鎖乳突筋の深層を走行するため, 直接みることはできない. **内頸静脈は「怒張」がみえない**ので, **拍動を観察する**. 外頸静脈の所見は「怒張あり・なし/45°(患者の体位)」, 内頸静脈の所見は胸骨角からの拍動のトップを「内頸静脈○cm/45°」と記載する（図11・12）. 観察した角度が重要(ここでは45°)であるのは, 仰臥位での外頸静脈怒張は正常所見で, **座位(90°)での外頸静脈怒張は強い異常所見**だからである.

触診

　心臓の拍動を右心系の拍動と左心系の拍動に分けて診察する. 右心系の拍動は正

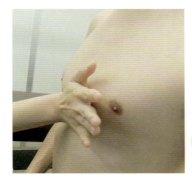

図13 傍胸骨拍動の診察
手掌のへりを当て，ゆっくりと立ち上がるような拍動を感じる．

常では触知しないが，肺性心を含めた右心不全や肺塞栓症では，胸骨左縁がゆっくりと立ち上がるように拍動する．**患者の胸骨の左縁に右手掌のへりを押しつけ，目を閉じ拍動を感じる** 図13 ．心尖拍動の診察は心尖部探しという意味でも非常に重要である．

聴診

①Ⅰ音・Ⅱ音，②過剰心音(Ⅲ音・Ⅳ音，クリック音)，③心雑音の有無を確認する(➡ p 75)．

打診

心濁音界が鎖骨中線を越える場合は心肥大を示唆する所見であるが，肺気腫などの影響を受けてしまうので注意を要する．

腹部の診察・直腸診

視診

外観の観察は**立位と仰臥位で**行うとよい．特に腹部膨満を訴える患者はどの部位が膨隆しているかが診断に役に立つことがあるが，ガスが溜まれば立位で上腹部(腸閉塞など)，水(腹水など)が溜まれば下腹部の膨隆がみられる 図14 ．

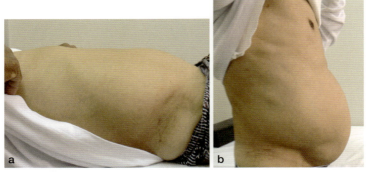

図14 腹部膨満患者に認めた仰臥位（**a**）と立位（**b**）の所見
腹水貯留の患者．仰臥位ではほぼ平坦な所見であったが，立ち上がると下腹部が著明に膨隆した．腹水は立ち上がると重力で下腹部へ移動するため，立位のみ下腹部が膨満する．

聴診

蠕動音は健常者でも1分以上ないことがある．腸閉塞では蠕動音が亢進することも，減弱することもあるため，腹部膨満・腹痛などの所見と総合的に判断する（➡ p 164）．

打診

腹部膨満患者の場合では，視診と一緒に解釈するとよい．仰臥位の打診で鼓音と濁音の境を認める場合には，患者を右側へ15°くらい傾け，境界が移動しないかの確認をする（shifting dullness，➡ p 165）図15．また打診は，臓器の計測目的にも役立つ．肝臓のサイズは鎖骨中線上で胸部から尾側へ，下腹部から頭側へ打診を行い，10 cm以上を腫大とする．

触診

腹痛を伴う場合には**疼痛がないところ**から，**指先でのタップ→浅い触診→深い触診**の順に分けて評価する．①圧痛の部位が限局か全体か，②腹膜刺激徴候の有無，局所か全体か，③腫瘤性病変の有無を意識して行う．局所の腹膜刺激症状では，虫垂炎や憩室炎あるいは急性膵炎などを疑う．また，触診で触れた腫瘤性病変は悪性腫瘍だけではなく，胆嚢炎・膵炎あるいは腸重積などの場合がある．問診では腹痛がなかった患者が，診察して初めて腹痛に気がつくこともある．

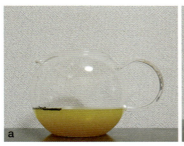 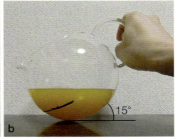

図15 ティーポットにジュースを入れ，腹水貯留をイメージしたもの
印をつけた場所が腹水の上端とし（a），打診での境界面となる．たった15°傾けただけで境界面は大きく変化するため（b），shifting dullness を確認する場合は，わずかに傾けるだけで境界面は変化する．

表1 直腸診の目的と診察法のポイント

チェック項目	診察のポイント	主な疾患
血便	黒色か鮮血を評価する	消化管出血，虚血性腸炎，炎症性腸疾患など
腫瘤	可能な限り奥まで確認し，指先に触れないか評価する	悪性腫瘍
前立腺のサイズ・圧痛	辺縁の評価，前立腺炎の場合は飛び上がるような痛み	前立腺肥大症，前立腺癌，前立腺炎
骨盤内の炎症	局在した骨盤内への圧痛，子宮揺らし痛	虫垂炎，骨盤内炎症性疾患
肛門括約筋の緊張	緊張がなければ全く抵抗なく指が入る	脊髄損傷

直腸診の目的は消化器，前立腺，婦人科臓器，神経など多岐にわたる．何をみるのかを意識して行うことが重要である．

直腸診

　直腸診が重要なのは，患者自身に見えない部位であること，患者が病変に気がついていても，羞恥心のために問診で見逃されることが多いからである．直腸診は患者に精神的にも負担を強いるため，目的を明確にして説明を行ったうえで行う．特に問診から得られた情報から鑑別を挙げ，チェック項目・ポイントを意識しつつ診察を行う 表1．

＊

冒頭にも述べたが，スクリーニング診察はすべての患者に常に行える診察ではない．しかし，スクリーニングとして行われてきた診察の中にはいまではほとんど行われていない身体診察もいくつか存在する．たとえば胸郭の動きの視診・触診，心尖拍動の触診などを忘れてはいないだろうか．臨床推論を行う場合に身体診察所見1つで診断に至ることは多くはないが，病歴とそれに合った診察所見の組み合わせが診断に迫るカギになることもある．スクリーニング診察は病歴では拾えなかった異常所見を補完するものになるため，習慣の1つにぜひ取り入れてほしい．

文献

1) Williams BR 3rd, et al：Images in clinical medicine. Müller's sign. N Engl J Med 355(3)：e3, 2006.
2) Campbell EJ：Physical signs of diffuse airways obstruction and lung distension. Thorax 24(1)：1-3, 1969.
3) Salvatore M：Physical Diagnosis Secrets, 2nd ed. Elsevier, 2008.
4) Constant J. 1999／井上　博（監訳）：Bedside Cardiology―診断のエキスパートを目指して．総合医学社，2002.

〈平島　修〉

第2章

目的別フィジカルの取り方

全身状態

ショックを疑った時の身体診察

ショック時に意識する身体診察

推定する疾患	・循環血液量減少性ショック ・血液分布異常性ショック ・心原性ショック ・心外閉塞・拘束性ショック
バイタルサイン	・頻呼吸，頻脈，徐脈 ・低血圧，脈圧開大 ・発熱，低体温 ・意識状態
視診	・呼吸様式，頸静脈 ・皮膚（色調，創），外出血 ・意識状態 ・下肢
聴診	・呼吸音(stridor, wheeze, 呼吸音左右差)，心雑音
打診	・胸部鼓音
触診	・末梢動脈，capillary refill time ・傍胸骨拍動 ・皮膚（温度，湿潤），握雪感
その他	・尿量低下 ・経静脈的循環動態評価

表1 ショックの分類

循環血液量減少性	出血性	外傷，消化管出血，大動脈瘤，心室瘤破裂，術後・医原性，産後弛緩出血
	非出血性	重症胃腸炎，熱傷，熱中症，多尿（利尿薬，高血糖緊急症，尿崩症），体腔内喪失（腹膜炎，消化管閉塞，重症膵炎）
血液分布異常性	敗血症性	細菌性（抗酸菌性含む），真菌性，ウイルス性，寄生虫
	非敗血症性	炎症性（熱傷，外傷，重症膵炎），神経原性ショック（中枢神経外傷），アナフィラキシー，薬物中毒（麻薬，降圧薬），重金属中毒，ヘビ・クモ咬傷，毒素性（トキシック）ショック症候群
心原性	心筋症	虚血性心疾患（左心不全，右心不全），心筋炎
	重症不整脈	頻脈性不整脈，徐脈性不整脈
	弁膜症	急性大動脈弁/僧帽弁閉鎖不全症，心室中隔穿孔，重度大動脈弁狭窄症，左房粘液腫
心外閉塞・拘束性	肺血管	肺塞栓症，重症肺高血圧症
	機械的拘束	緊張性気胸，心タンポナーデ，収縮性心膜炎
その他	代謝内分泌	低体温症，甲状腺機能低下，副腎不全

細かく覚えるのではなく，大きく4種類に大別し，病態に併せて疾患を考えるとよい．

ショックの病態と身体診察

　ショックとは急性循環不全の状態を示す．末梢組織の酸素交換が阻害され，臓器障害をきたし，最悪の場合死に至る状態である．

　診療に当たっては一刻も早い察知が鍵であり，さらにはショック状態に陥る前に治療し防ぐことが重要である．

　ショックの診断の手助けとなる指標を本項で紹介するが，ショックとは血圧や脈拍の数字だけで判断するものではなく，あくまでも**臨床的診断**となることを強調しておく．非典型的な経過をとる症例もあり，ショックの早期察知は容易ではない．迅速かつ質の高い全身診察が肝要となる．

ショックの分類的評価

　ショックは循環血液量減少性ショック，血液分布異常性ショック，心原性ショッ

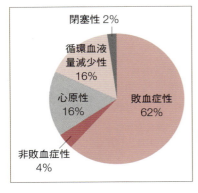

図1 集中治療室で遭遇するショックの種類
敗血症性，心原性，循環血液量減少性で90%以上を占める．
〔Vincent JL, et al：Circulatory shock. N Engl J Med 369：1726-1734, 2013 より〕

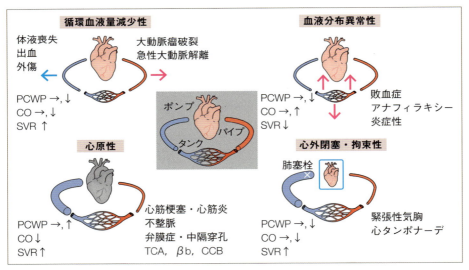

図2 3つに分けて解剖し，ショックを理解する
①ポンプ（心臓），②タンク（血管内容量），③パイプ（動脈・静脈）に分ける．ポンプの故障，タンクへの過剰貯留・枯渇，パイプの虚脱・拡張を意識して分類するとショックがみえる．
PCWP：肺動脈楔入圧．CO：心拍出量．SVR：全身血管抵抗．TCA：三環系抗うつ薬．βb：β遮断薬．CCB：Ca拮抗薬．

ク，心外閉塞・拘束性ショックの4種類に大別される **表1 図1**．これらの分類は治療に直結し，これを意識した診察が肝要である．個別の診断が不明でも，分類に即した治療を進める．

ショックの病理学的解剖 図2

　循環器はポンプ(心臓)，タンク(血管内容量)，パイプ(大血管)にたとえられる．機械の故障と同様に，どこにどのような異常があるのか，解剖学と生理学を意識しながら診察することがショック原因の早期発見につながる．

診察の極意

ショック・ショック前症状の察知
　古くからショックの5P症状(蒼白 pallor，循環虚脱 prostration，冷汗 perspiration，脈拍微弱 pulselessness，呼吸不全 pulmonary deficiency)が知られているが，実際の救急現場で使われるのは主に3主徴(意識障害，冷汗，脈拍微弱)である．

■意識障害
　脳の循環障害を反映しているといわれ，不安・不穏・無関心・昏迷・昏睡と現れ方は様々である．この徴候を認知症，急性アルコール中毒，不安障害，脳血管障害などと尚早な判断をしてはならない．ショックと意識障害が並存する場合は，意識障害の原因が何であれショックの治療を優先する．

■冷汗
　循環血液量減少性ショック，心原性ショック，心外閉塞・拘束性ショック，敗血症性ショック後期で認められる．皮膚は冷たく湿潤し，青白くなる．患者の皮膚に直接触れて感じることが大切である 図3．

■脈拍微弱
　橈骨動脈が触れなければ収縮期血圧は80 mmHg以下と推定される．余裕があればモニター心電図の波形，心音，脈拍の確認を同時に行うことで血管病変と不整脈疾患を知ることができる．脈の遅速，動脈壁の性状，左右差・上下肢差の有無，呼吸性変動(奇脈)も評価できれば診断に役立つ．

　ショックはあくまでも臨床診断であり，現在のところ有効にショックを診断できるツールはない．また家族の「何かおかしい，いつもと違う」という言葉は的確にショックの初期症状をとらえていることが多いので，決して軽んじてはならない．

　「チョキをしてください」と指示しながら，橈骨動脈，皮膚の冷汗・湿潤・色，意識障害を同時に確認する 図4．チョキができれば大きな意識障害はないと考える．

ショックを疑った時の身体診察

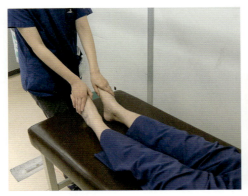

図3 下肢の触診
循環血液量減少性，心原性，心外閉塞・拘束性，および敗血症性ショック後期があれば，冷汗が認められる．

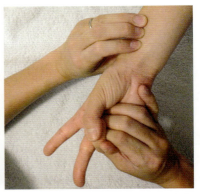

図4 チョキでわかるショックの診察
橈骨動脈の触診，手掌の冷汗・湿潤・色，チョキの指示で意識の評価を行う．

循環血液量減少性ショックの診察

■ 脈拍，リズム

洞性頻脈が最も一般的だが，高齢者や降圧薬を内服している場合は必ずしも典型的ではない．

■ 視診

一般的に皮膚は冷たく湿潤し，青白い．腋窩乾燥（特に高齢者），口腔粘膜乾燥，舌乾燥，眼球陥凹の所見が陽性であれば，血管内は低容量である可能性が高い．外出血がないか，体表をくまなく診察する．多発外傷患者の診察は本項では割愛するが，背部や陰部には思わぬ出血源が隠れていることもある（➡ p 23）．特に穿通性外傷は創が小さくしばしば見逃される．酩酊して傷害事件に巻き込まれて来院する場合もあるので，「ただの酔っ払い」診断には要注意．

■ 毛細血管再充満時間（capillary refill time）

循環血液量の評価方法である．まず患者の中指を心臓と同じ高さにする．次に末節骨爪部を診察者の母指で，掌部を示指で5秒間圧迫し離す 図5．その後，爪床に正常な色調が戻るまでの時間を測定する[1]．室内温度が21℃の場合，成人男性では2秒，成人女性では3秒，高齢者では4秒が正常上限値である[2]．この検査は室内温度に大きく左右され，もととなる研究の対象が起立性低血圧試験陽性患者であっ

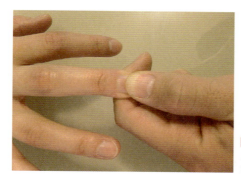

図5 毛細血管再充満時間
爪床を5秒圧迫すると、正常では男性2秒、女性3秒、高齢者4秒以内に色調が戻る。

表2 バイタルサインの変化（70 kg，男性の場合）

	Class Ⅰ	Class Ⅱ	Class Ⅲ	Class Ⅳ
失血量	750 mL 以下	750〜1,500 mL	1,500〜2,000 mL	2,000 mL 以上
失血割合	15％以下	15〜30％	30〜40％	40％以上
脈拍数(/分)	100 回以下	100〜120 回	120〜140 回	140 回以上
収縮期血圧	正常	正常	低下	低下
脈圧	正常/上昇	低下	低下	低下
呼吸数(/分)	14〜20 回	20〜30 回	30〜40 回	35 回以上
尿量(mL/時)	30 mL 以上	20〜30 mL	5〜15 mL	5 mL 以下
意識状態	軽度不安	不安	不穏，混乱	混乱，無気力

〔Abou-Khalil B, et al : Hemodynamic responses to shock in young trauma patients : need for invasive monitoring. Crit Care Med 22：633-639, 1994 より〕

たために，ショックが疑われる患者にそのまま応用できるか否かは不明であるが，臨床現場ではよく使われる．

　体重 70 kg の男性における出血性ショックのバイタルサインの変化を示す 表2[3]．最初に起こるバイタル変化は脈圧開大である．次に軽度の頻呼吸と頻脈が認められ，不安症状が現れる．収縮期血圧の低下は後期にならないと現れない．Class Ⅰ/Ⅱは不安障害，パニック障害，アルコール中毒と誤診されかねない．尿量を測定している場合はすでにショックの診断がなされていることが多いが，ショックの重症度推定に有用である．

> ### ショックインデックス[4]
>
> ショックインデックス＝心拍数/収縮期血圧
> 　循環血液量減少性ショック評価のために1967年ドイツで考案された．現在，前向き試験でその有効性を検証されてはいないが，臨床現場では多用されている．0.5〜0.7が一般的には正常値とされる．循環血液量減少性ショックに対して，ショックインデックスが0.7以上あればバイタルサイン単独よりも感度が高いといわれている．

■ 循環血液量減少性ショックの経静脈的循環動態評価

　ショックは右心カテーテルの適応であるが，必須ではない．他の所見から循環動態の判断が困難な場合や重度心疾患・肺高血圧症を伴う症例で有用である．

肺動脈楔入圧 (PCWP)	心拍出量 (CO)	全身血管抵抗 (SVR)	混合静脈血酸素飽和度 (SvO_2)
正常/低下	正常/低下	上昇	―

血液分布異常性ショックの診察

■ 脈拍，リズム
　循環血液量減少性ショックと同様(➡ p18)．

■ 視診
　アナフィラキシーショックでは全身の紅斑・紅潮，口唇浮腫，眼窩周囲の浮腫が9割の症例に認められる．初対面の患者の顔面紅斑，口唇浮腫などはわかりにくいため，疑った際には写真を撮っておくと判断に役立つ．ただ，救急の現場では疑わしきはまず治療するのが原則と考えている．

　敗血症性ショックでは無気力でぐったりしており，初期の皮膚表面は温かくピンク色である．後期になると，皮膚は冷たく湿潤し青白くなる．

■ 聴診
　アナフィラキシーショックでは声音変化，stridor，wheezeが認められる．

■ 血液分布異常性ショックの経静脈的循環動態評価

PCWP	CO	SVR	SvO_2
正常/低下	正常/上昇	低下	通常65％以上

心原性ショックの診察

■ 脈拍,リズム

　緊急経皮ペーシングが必要となる徐脈性不整脈や,カルディオバージョンが必要となる頻脈性不整脈を最初に評価する.徐脈性不整脈を認めた場合は房室ブロック,洞不全症候群,電解質異常,中毒(ジギタリス,カルシウム拮抗薬,β阻害薬,降圧薬,有機リン,麻薬)の可能性がある.

　ショック＝頻脈の印象が強いが,ショック＋徐脈は致死的な疾患が隠れていると考えるべきである.

■ 視診

　皮膚は冷たく湿潤し青白い.開胸手術痕やペースメーカ・ICD埋め込みを認めれば,心原性ショック診断の手がかりとなる.

　瞳孔の観察は薬物中毒による心原性ショックの診断に必須である.なお,縮瞳は麻薬,有機リン,降圧薬(クロニジン塩酸塩)などで主にみられ,散瞳は覚醒剤,抗コリン薬,抗うつ薬などでみられる.ただし,中毒患者は複数の薬物を同時使用していることが多く,瞳孔所見でショック原因の中毒物質を断定するのは避けるべきである.

■ 心原性ショックの経静脈的循環動態評価

PCWP	CO	SVR	SvO_2
正常/上昇	低下	上昇	65％以下

心外閉塞・拘束性ショックの診察

■ 脈拍,リズム

　洞性頻脈が最も一般的である.心タンポナーデではモニター心電図上,電気的交代脈(electrical alternans)[5]が認められることがあり,大きさの違う波形が交互に出現する 図6.奇脈は吸気時に収縮期血圧が 10 mmHg 以上低下する.

■ 視診

　閉塞性ショックでは皮膚は冷たく湿潤し青白く,頸静脈怒張が強く認められる(→p8,72).陽圧換気中プラトー圧の急上昇,胸部外傷・胸腔穿刺痕(医原性),呼吸性胸壁挙上の左右差・健側への気管偏位があれば,緊張性気胸を疑う.緊張性気胸は,見て,聞いて,触って,感じて,診察する.癌を疑う所見がある場合,心

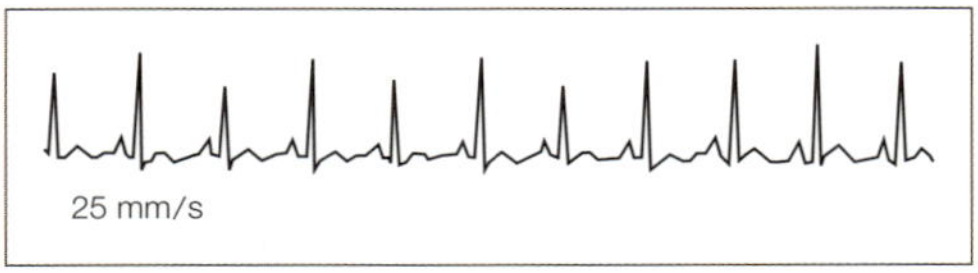

図6 電気的交代脈の心電図
心嚢液貯留により心嚢内で心臓が揺れるため，電位・QRS幅の異なる波形が交代性にみられる．

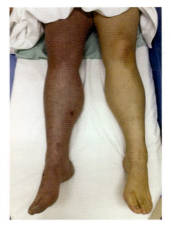

図7 下肢静脈血栓症（右下肢）
片側性の腫脹・紅潮・圧痛を認める．

嚢水貯留・心タンポナーデ，肺塞栓症の可能性が高くなる．深部静脈血栓症の所見 図7 がある場合は肺塞栓症を疑う．

■聴診

閉塞性ショックでは心音 II_p 亢進が認められる．緊張性気胸では片側呼吸音の消失が認められ，心タンポナーデでは心音が遠くなる．

■打診・触診

肺塞栓症，心タンポナーデでは傍胸骨拍動を認める．緊張性気胸では鼓音や握雪感を伴う．鎖骨の打診については閉塞性肺疾患の項（➡ p130）を参照．

■心外閉塞・拘束性ショックの経静脈的循環動態評価

	PCWP	CO	SVR	SvO_2
肺塞栓・気胸	正常/低下	正常/低下	上昇	65%以下
心タンポナーデ	正常	低下	上昇	65%以下

ショック患者の診察の落とし穴！

訴えられない患者こそ，身体診察が予後を左右する．

💥 ガラの悪い酔っ払い？

初療室で経過観察中に具合が悪くなり，ショックに陥った男性．ベッドマットには大量の出血がみられ，慌てて背部を診察するとナイフで刺されたあとが！ 背部の診察を怠り，穿通性外傷を見逃した例である．

💥 パニック障害？

精神疾患既往の若い女性がパニック発作様の症状で受診．2時間後に再診察すると反応がなく，ショック状態であった．異所性妊娠破裂および出血性ショックの診断だった．出血性ショックの初期症状である意識障害（パニック症状と誤診），脈圧開大を見逃した例である．

💥 血圧 100/60 mmHg でショック？

消化管出血で来院した高齢の認知症既往の男性が意識障害になった．脳血管障害の精査をしたが，結果は陰性．家族によると普段の血圧は 180/100 mmHg 以上とのことだった．相対的ショックを見逃していた．普段の血圧から収縮期血圧が 40 mmHg 以上低下すると，ショック症状を呈することがある．

文献

1) Schriger DL, et al：Defining normal capillary refill：variation with age, sex, and temperature. Ann Emerg Med 17：932-935, 1988.
2) Schriger DL, et al：Capillary refill — is it a useful predictor of hypovolemic states? Ann Emerg Med 20：601-605, 1991.
3) Abou-Khalil B, et al：Hemodynamic responses to shock in young trauma patients：need for invasive monitoring. Crit Care Med 22：633-639, 1994.
4) Mutschler M, et al：The Shock Index revisited— a fast guide to transfusion requirement? A retrospective analysis on 21, 853 patients derived from the TraumaRegister DGU. Crit Care 17：R172, 2013.
5) L Annika, et al：Interventional treatment of pericardial effusion. SRX Veterinary Science, vol. 2010, Article ID 725492, 7 pages, 2010.

〈今村太一〉

全身状態

リンパ節腫脹がある時の身体診察

リンパ節腫脹がある時に意識する身体診察

※リンパ節腫脹の診察は top to bottom の全身診察で原因検索を行うことが基本となる．

推定する疾患	● 感染症：ウイルス（伝染性単核球症，流行性耳下腺炎，麻疹・風疹・水痘，HIV など），細菌（連鎖球菌，ブドウ球菌，結核，梅毒，ネコひっかき病，ブルセラ症など），寄生虫（トキソプラズマ症，リーシュマニア症，トリパノゾーマ症，フィラリア症など），リケッチア（ツツガムシ病など） ● 自己免疫性：SLE，皮膚筋炎，関節リウマチ，Sjögren 症候群，IgG4 関連疾患 ● 腫瘍性：悪性リンパ腫，癌リンパ節転移，白血病，多発性骨髄腫 ● 内分泌・代謝異常：甲状腺機能亢進症，Addison 病，Gaucher 病，Niemann-Pick 病 ● その他：サルコイドーシス，薬剤性，菊池-藤本病（壊死性リンパ節炎），Castleman 症候群
バイタルサイン	● 発熱，比較的徐脈の有無
視診	● 表在リンパ節の腫脹，口蓋扁桃の腫脹，発疹
聴診	―
打診	● 脾臓打診（Castell 法） ● 肝臓打診（Tap 法，Scratch 法）
触診	● 各リンパ節（部位，大きさ，硬さ，可動性，圧痛の有無） ● 脾臓の触知 ● 肝下縁の触知

リンパ節腫脹は，1日の外来のうちに触らないことはないといっていいほど日常診療でごくありふれた身体所見である．ただし，リンパ節腫脹に隠れている疾患は単なるかぜから悪性腫瘍まで重症度の幅が広いため，重症疾患の"見逃し"がないよう診察を進めることが重要となる．

リンパ節腫脹の病態と身体所見

　リンパ系は全身の組織・臓器から出た過剰な組織液を回収し，リンパ管を通って胸管に集まり静脈系へと運び込んでいる．その途中に存在する豆状の構造物がリンパ節である．このリンパ節は一般にリンパ液の濾過を行う場所であり，そこに微生物や癌細胞などが到達すると反応性に腫大していく．健常な成人にはおよそ400～450個のリンパ節があるとされるが，触診することが可能なのは全体の1/4にすぎない．

リンパ系の解剖

　リンパの流れる経路には，図1のようなリンパ管，リンパ節，リンパ臓器（脾臓，胸腺など）が含まれる．リンパ節は表在静脈に随伴する表在リンパ節と深部の静脈の周囲にある深部リンパ節に分けられるが，診察可能な深部リンパ節は深頸部リンパ節と腋窩リンパ節の2つだけであり，表在リンパ節よりも身体診察の難易度は上がる．

診察の極意

　多忙な外来の中で見逃しのないようにするため，リンパ節腫脹の診察を行う前には診断へ結びつけるためのポイントを頭に入れておく必要がある．念頭に置くことは大きく以下の2点である．
- このリンパ節腫脹は**局所性か？　全身性か？**
- このリンパ節腫脹は**生検が必要かどうか？**

　前者は鑑別疾患を挙げていく際の大きな情報として，後者は重症度・緊急性を考慮したトリアージとして，重要となる．

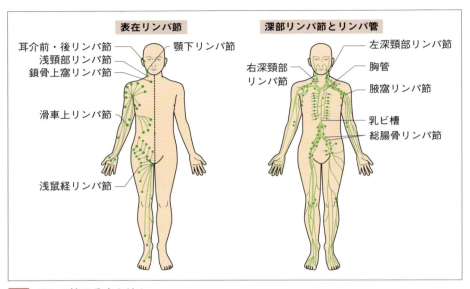

図1 リンパ節の分布と流れ
表在リンパ節は触知可能で，深部リンパ節は（深頸部リンパ節と腋窩リンパ節を除く）触知できない．

視診

　表在リンパ節が著明に腫大している時に視診でリンパ節腫脹を確認できることがあるが，診断的意味は少ない．

触診

　リンパ節腫脹は触診がすべてであり，これにより生検の必要性(**COLUMN 1**, ➡ **p 33**)および鑑別診断が決定する．

> **リンパ節の触診法**
>
> 　リンパ節は皮下の構造物であるため，診察者の示指〜環指の3指を患者の皮膚に密着させ，皮膚ごと動かすようにして観察する．浅層にあるリンパ節は軽く，深層にあるリンパ節はやや強く触る必要がある．皮膚に張力（テンション）がかかる部位では一緒に動かす皮膚の可動性が悪くなるため，張力が減るよう患者に体位を変えてもらうのも1つのテクニックである．

各々のリンパ節を触知している時に観察することとして，リンパ節腫脹の**大きさ**，リンパ節腫脹の**数・分布**，リンパ節腫脹の**硬さ**，リンパ節腫脹の**圧痛の有無**が挙げられる．これらはリンパ節生検の必要性を評価するために重要な身体所見である．

● リンパ節腫脹の大きさ

悪性との区別には長径15〜20 mm以上を基準とすることが多い．1円玉の直径がちょうど20 mmなので，その大きさを基準に考えてもらいたい．またリンパ節腫脹の長径と短径の比が2以上の楕円形では良性のことが多く，球形に近いリンパ節ほど悪性が多いとの報告もある[1]．

● リンパ節腫脹の数・分布

原因が局所性か全身性かを判断できるため，鑑別診断を挙げるのに有用である．必ず全身のリンパ節やリンパ臓器である脾臓の診察を行うようにする．

全身性のリンパ節腫脹は左右対称であることが多く，ウイルス感染や膠原病などsystemic disease（全身疾患）が原因となることが多い．

局所性のリンパ節腫脹は所属リンパ節のリンパ流の上流に原因となる病変があることが多いため，その部位の検索を必ず行う．たとえば，ネコひっかき病はひっかかれた場所の下流のリンパ節が反応することが多い．

● リンパ節腫脹の硬さ

石のように硬いリンパ節であった場合は悪性腫瘍の転移を疑う．ゴム程度の硬さであった場合は悪性リンパ腫や結核性リンパ節炎を想起する．

● リンパ節腫脹の圧痛

中等度以上の圧痛があれば細菌感染であることが多い．ただし，これ単独では必ずしも悪性疾患を除外できるものではない．細菌感染でも結核性リンパ節炎はリンパ節の圧痛はないことが多く，菊池-藤本病は良性疾患であるが，強い圧痛を伴うことが知られている．

続いて各部位のリンパ節の触知の方法についてみていこう．リンパ節を診察していく順番については定まった方法はないが，自分の中でどのような順番で触診していくかを決めておいたほうが見逃しなく診察できるだろう．

■ 頭頸部リンパ節

■ 後頸部リンパ節の触診　図2

後頸部リンパ節はリンパの流れの関係上，口腔・咽頭内の原因による腫脹は起こりにくく，頭部の疾患や全身性のウイルス感染症などが鑑別となってくる．

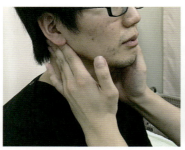

図2 後頸部リンパ節の触診
胸鎖乳突筋を境に後方に指先を探るように動かす．

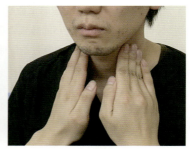

図3 浅頸部リンパ節の触診
口腔・咽頭の所属リンパ節．胸鎖乳突筋の前方を探る．

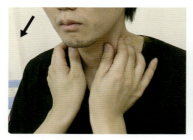

図4 深頸部リンパ節の触診
胸鎖乳突筋の緊張をとり，裏面を探るように触診する．

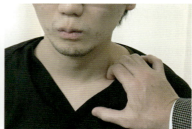

図5 鎖骨上リンパ節の触診
鎖骨の裏面を探るように．患者にいきんでもらうと触りやすくなる．

■ 頸部リンパ節の触診　図3・4

　浅頸部リンパ節は外頸静脈，深頸部リンパ節は内頸静脈に伴走するリンパ節である．深頸部リンパ節は胸鎖乳突筋の裏側にあるため，**筋が厚い場合は指を深く入れ，裏側まで届くよう触知**する必要がある．また，患者に**頸部を前屈**してもらい胸鎖乳突筋の緊張を解くと触知しやすくなる．

■ 鎖骨上リンパ節　図5

　鎖骨上リンパ節は胸腔および腹腔からのリンパ流の下流であり，腫瘍の転移を示唆することが多い．鎖骨上リンパ節の触知は**鎖骨の上端から指を深く潜らせるように触知**する．触知する際に患者に**息こらえ**を行ってもらうと，肺尖部と一緒に鎖骨上リンパ節が上がり触知しやすくなる．

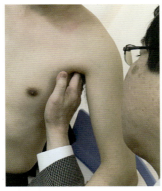
図6 腋窩リンパ節の触診
患者の上肢は下げ,腋窩の緊張をとり,探るように触診する.

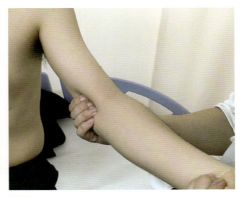
図7 滑車上リンパ節の触診
肘関節を軽く屈曲させ,上腕二頭筋の内側を探る.

■ 腋窩リンパ節 図6

　腋窩リンパ節は胸壁の直上にあり深い場所に位置するため,**患者に少し痛がられる程度にまで指を入れ込み,胸壁に沿う形で下方に触知していく必要がある**.この際に腋窩に緊張がかかりすぎないように**肩関節の外転は50〜60°までにとどめる**のがポイントである.

■ 滑車上リンパ節 図7

　同側の手で患者と握手をしながら,**肘関節を軽く屈曲させ,反対側の手で滑車(内側上顆)の上にある上腕二頭筋の内側を触知**する.前腕の病変がなければ滑車上リンパ節の腫脹は,サルコイドーシス,粟粒結核,第2期梅毒といった全身性のリンパ節腫脹を呈する疾患が鑑別に挙がるため,特にHIV診療に役立てたい.

　20世紀初頭は梅毒が流行しており,滑車上リンパ節の腫脹は第2期梅毒の所見として有名であった.当時,医師の娘と付き合っている男性が挨拶に訪れた際に,父親である医師が握手と一緒に反対側の手で滑車上リンパ節を触知し,その男性が"遊び人"でないかを確認したという逸話がある.

■ 鼠径リンパ節

　鼠径リンパ節は鼠径靱帯に沿う水平群と大伏在静脈の近位部に集簇している垂直群とに分かれる.仰臥位での診察となるが,**水平群の触知の際は膝を曲げてもらい腹部の緊張をとり,鼠径靱帯下を触知していく**.

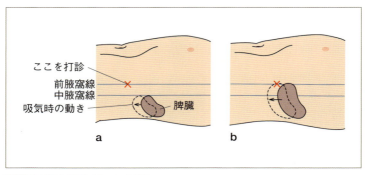

図8 脾臓の打診（Castell 法）
患者を仰臥位にして，左肋骨弓と前腋窩線の交点（Castell 点）を打診する．正常の脾臓は中腋窩線より背側にあるため呼吸にかかわらず鼓音（Castell 法陰性）となる（**a**）が，脾腫の場合，吸気のみあるいは吸・呼気ともに濁音（いずれも Castell 法陽性）となる（**b**）．
〔福井次矢，他（監修）：ベイツ診察法，第 2 版．p465，メディカル・サイエンス・インターナショナル，2008 をもとに作成〕

脾臓診察の極意

打診　図8

　左前腋窩線上で最も低い位置の肋間を打診しながら深吸気を指示する．正常ならば呼吸にかかわらず打診上鼓音となるが，深吸気時に濁音に変わった場合は脾腫と判断できる．

触診　図9

　患者の左肋骨下縁を左手で背部から持ち上げながら，右手で腹部から触診する．正常ならば触知されることは稀であるため，触知するならば脾腫を考慮する．

リンパ節腫脹の診察の落とし穴！

💥 どこの科にリンパ節生検を依頼する？

　リンパ節腫脹の診断にとって大きな役割を果たすのがリンパ節生検である．本項も，身体診察を使いこなし，生検の適応の判断を行うことに重きを置いてまとめて

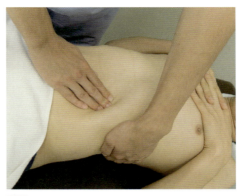

図9 脾臓の触診
左手で脾臓を持ち上げるようにして，両手で包み込むように右手を滑らせる．軽度の腫大では触知しないこともあるが，触知すれば確実に脾腫である．

いる．もし生検が必要と判断したならば，躊躇せずリンパ節生検を行ってほしい（COLUMN 2，→ p83）．

　頸部リンパ節の生検ならば耳鼻咽喉科，腋窩リンパ節の生検ならば胸部外科など，生検したいリンパ節の部位によって依頼する診療科を概ね判断していくのだが，もちろん各施設の事情や各科が抱える背景があるため一概に言えないことも多い．しかし，それゆえリンパ節生検のハードルが上がるのは何とももったいないかぎりだ．やはり日頃から各科との連携を密にし，リンパ節生検をどの科に依頼するのがよいのかを把握しておくことがリンパ節腫脹の診療では必須となる．リンパ節腫脹の診察は"コミュニケーション能力""コンサルテーション能力"という，何ともジェネラリストらしい能力が試されるところなのである．

💥 リンパ節生検の検体提出時のピットフォール！

　リンパ節生検を各科に依頼すれば内科の仕事は終了，あとは病理検査の結果を待つだけ……と思ってはいないだろうか．実は，そうではない．採取してもらったリンパ節検体をどのように処理し提出するかを考えることも，内科のプロフェッショナルとして重要になってくる．もし結核性リンパ節炎を鑑別に挙げるのならば，生検検体の一般細菌培養検査に加えて抗酸菌培養検査も必要となる．ネコひっかき病の診断をつけたい時には *Bartonella henselae* の PCR を外注で検査する必要も出てくるかもしれない．もちろん検体すべてをホルマリンに浸けてしまっては，残念な

がら細菌の検出はできなくなってしまう．

　つまり，どんなにうまく生検を施行してもらっても，**どの疾患を疑っているかを想定したうえで適切な検査を選択し，適切な処理で検体を提出しなければ診断はつかない**．これにはやはり生検前に病歴と身体所見で十分な鑑別診断を行っておき，"診断をつけるための戦略"をあらかじめ練っておくことがポイントになってくるだろう．生検までしたのに診断はつきませんでした，という残念で low value な診療は避けたいところである．

　執筆に当たり JCHO 東京高輪病院　上田晃史先生，林良典先生にご協力いただきました．心より感謝申し上げます．

文献

1) Steinkamp HJ, et al：Cervical lymphadenopathy：ratio of long to short-axis diameter as a predictor of malignancy. Br J Radiol 68(807)：266-270, 1995.〈リンパ節腫脹の形態に着目したリンパ節の評価を研究した論文〉
2) 福井次矢，他(監修)：ベイツ診察法，第2版．p465, メディカル・サイエンス・インターナショナル，2008.

（梶　有貴・徳田安春）

COLUMN 1

Z score を用いたリンパ節生検の判断

リンパ節の触診から得られる所見を利用し，以下の Z score[1]を計算すると，Z score＝1 点で感度 97.4％，特異度 56.3％でリンパ節生検の必要性を判断できる．Z score≧1 点でリンパ節生検を考慮する．

$\boxed{Z\ score = 5a-5b+4c+4d+3e+2f-6}$

- 年齢 ≦40 歳：$a=0$，40 歳＜：$a=1$
- リンパ節の圧痛 なし：$b=0$，あり：$b=1$
- リンパ節の大きさ ＜1.0 cm^2：$c=0$，1.0–3.99 cm^2：$c=1$，
  4.0–8.99 cm^2：$c=2$，≧9.0 cm^2：$c=3$
- 掻痒感 なし：$d=0$，あり：$d=1$
- 鎖骨上リンパ節の腫脹 なし：$e=0$，あり：$e=1$
- リンパ節の硬さ 硬い：$f=1$，固くない：$f=0$

文献

1) Tokuda Y, et al：Assessing the validity of a model to identify patients for lymph node biopsy. Medicine 82：414–418, 2003.〈日本で研究されたリンパ節スコア，Z score についてまとめた論文〉

（梶　有貴）

神経系

しびれがある時の身体診察

しびれがある時に意識する身体診察

推定する疾患	● 突発・急性：脳血管障害，急性動脈閉塞，Guillain-Barré症候群，コンパートメント症候群，外傷 ● 急性・亜急性：脊髄炎，多発単神経炎 ● 慢性：頸椎症・腰部脊柱管狭窄症，多発神経炎，絞扼性末梢神経障害
バイタルサイン	● 血圧高値 ● 心房細動の有無 ● 呼吸数
視診	● 顔面の左右差 ● 歩行障害やバランス障害の有無 ● 四肢の色調
聴診	● 頸動脈雑音，鎖骨上窩雑音（椎骨動脈），心雑音
打診	● Tinel徴候（末梢神経の絞扼部・脱髄部で陽性になりうる）
触診	● 脈拍の左右差 ● 5P's (pain, pallor, pulseless, paresthesia, paralysis) ● 触れる皮疹 ● 顔面の痛覚チェック（爪楊枝・安全ピン）
その他	● 筋力，感覚 ● 深部腱反射，病的反射 ● 膀胱直腸障害の有無

■ 身体診察の要点
- しびれの診察には，筋力と感覚の評価が必要である
- 分布（局所か，複数か，全身性か）と，各部位の経時変化をはっきりさせる
- 神経所見が予想できる問診を行えば，診察が楽になる

■ 考え方の要点
- 曖昧な所見は判断に加味せず，明らかな筋力低下と感覚異常の分布を重視する
- 末梢性か中枢性か，繰り返し考え続ける
- 1つの病変部位または病態のみで説明できるか考える．2つ以上の病態が疑われる時は，1つの病態や1つの病変部位でしか起こらない所見を探す

しびれの病態と身体診察

「しびれ」という訴えは，筋力低下か感覚障害か，または両方を含む場合があり，筋力は「脳→筋」，感覚は「皮膚や筋・腱→脳」という経路上のどの部位の障害でも原因となりうる．その障害の部位診断のためには，両方の経路をうまく活用することが肝要である．

部位診断のためには，①症状の分布と経時変化が重要である．客観的評価が難しくなりやすい感覚障害の分布に，筋力低下の分布を加え，双方を評価することで症状と所見の分布の評価はより精密となる．分布から推定される障害部位を念頭に置きながら，中枢・末梢の接点である深部腱反射や病的反射を加味し，②中枢性か末梢性かを検証する．最後に，③疑われる障害部位に特化した詳細な筋力・感覚の診察を加え，臨床的な部位診断を行う．

洗練された問診は，習熟度による診察手技の差もなく，より精度の高い診察へつなげることができるので徹底的に行いたい（「下肢の痙性の問診」，➡ p 43）．

筆者は筋力の評価を重視している．一見すると目立たない所見が，軽微な筋力低下の取り方，または詳細な末梢神経・神経根の診察から明らかとなり，診断の決め手となることも少なくない．しっかりと診察したうえで筋力低下がない場合，純粋な感覚障害として鑑別を進める．感覚の診察は，丁寧であることが重要である．訴えもなくティッシュペーパーを用いた診察ではっきりしない部位でも，爪楊枝では

表1 迅速に対応すべきしびれ

症状・要因	疑われる疾患
心房細動，カテーテル検査後，閉塞性動脈硬化症の既往	脳血管障害，急性動脈閉塞症（5P's），閉塞性動脈硬化症急性増悪
ギプス着用，整形外科術後，外傷後	コンパートメント症候群
突然・急性発症，危険因子	脳血管障害，椎骨脳底動脈解離
顔面のしびれ	脳幹病変
膀胱直腸障害，麻痺を伴う両下肢/会陰部の感覚障害	脊髄・馬尾障害
短時間で上行・増悪する手足の麻痺	Guillain-Barré症候群

感覚障害を症状・診察・検査所見から，small fiber（温痛覚，自律神経）とlarge fiber（振動覚，位置覚）のいずれの障害か分けるようにしたい．
〔土肥栄祐：しびれ．徳田安春（編）：ジェネラリスト診療が上手になる本．p356，カイ書林，2011を改変〕

明らかとなることも経験される．部位診断の流れは前述のとおりであるが，現実には突発・急性のものや，迅速に対応すべきしびれは念頭に置くべきである **表1**[1]．以下，しびれの診断をより詳細に絞り込むために必要な考え方と診察を述べる．

運動系・感覚系の解剖 図1

　大脳の中心溝の前に中心前回があり運動野，その後方に中心後回があり感覚野と呼ぶ．**運動系**は運動野からの一次運動ニューロンが延髄の錐体交叉を経て，脊髄側索を下降し，脊髄前角細胞とシナプスをしたのちに二次運動ニューロンとなり神経根，末梢神経，神経筋接合部を経て筋肉に至る．**感覚系**は，皮膚から**温痛覚**を担う小径線維（small fiber），筋肉・腱より**深部知覚**を担う大径線維（large fiber）が末梢神経内をともに走行し脊髄後根に入ったのちに別々の経路を上行する点は重要である．ここでは簡略化した図のみを示し，解剖より得られる原則を記す．

> **解剖から得られる神経診察の原則**
> ① 運動野の小病変→運動障害のみ
> ② 感覚野の小病変→感覚障害のみ．視床の小梗塞→手口症候群

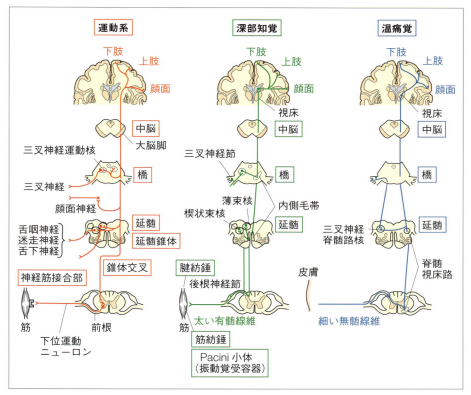

図1 運動系・感覚系の解剖

③ 脳神経症状（首から上の症状）がある時，病変は脳幹より上にもある
④ 交叉性の運動または感覚障害は脳幹病変
⑤ 末梢神経障害では運動・感覚が同時に障害されやすい
⑥ 末梢神経の局所の障害（圧迫など）では，その部位でTinel徴候陽性
⑦ 感覚経路はsmall fiber（温痛覚，自律神経），large fiber（振動覚，位置覚），の2つがあり，脊髄内での経路が異なり，診察も異なる 表2
⑧ 萎縮を伴う筋力低下は，筋を支配する下位運動ニューロン障害か筋疾患
⑨ 神経接合部疾患，筋疾患では感覚障害は伴わない

表2 障害される末梢神経の径の違いによる症状・所見の特徴

	small fiber	large fiber
症状	温覚・冷覚低下，疼痛・かゆみ，痛覚低下，知覚過敏，錯感覚，自律神経障害	筋力低下，関節位置覚低下（Romberg徴候），振動覚低下
腱反射	正常	低下
筋力低下	なし	ありうる
神経伝導検査	正常	異常
病歴で聴取する点	疼痛の有無と性状，かゆみ 自律神経症状（立ちくらみ，排尿障害，便秘，発汗異常など）	筋力低下の有無， 暗いところでのふらつき
診察を行うべき点	爪楊枝や安全ピンでの痛覚チェック	Romberg徴候，母指探し試験

診察の極意

　診察の流れは，①分布の把握，②末梢か中枢か，③想定される障害部位に特化した診察，これを繰り返すことである．説明できない症状・部位があれば，病歴，診察，その解釈の不備と考え，再考する．患者の訴えるしびれの分布に加え，**軽微な筋力低下**や，**自覚のない感覚障害を拾い上げる診察**により，分布の判断での大きな間違いを減らすことができる．

感覚系の診方

　筆者は，感覚障害の分布から推定される障害部位を，大きく6つに分類して考えている[1] 図2．

> ❶ 半身±顔面：上位頸髄より上の病変（顔面がある場合は脳幹より上）
> ❷ 顔面のみ：三叉神経または延髄中心
> ❸ 脊髄疑い：感覚レベルあり，宙吊り型，脊髄中心性障害，馬尾症候群など多彩
> ❹ 単肢：末梢神経や神経根などの局所の圧迫・絞扼が主
> ❺ 手袋・靴下型：左右対称性に足先から進行．代謝性などの全身性疾患が主
> ❻ 多発単神経炎：2本以上の末梢神経が非対称性に障害．血管炎などが有名

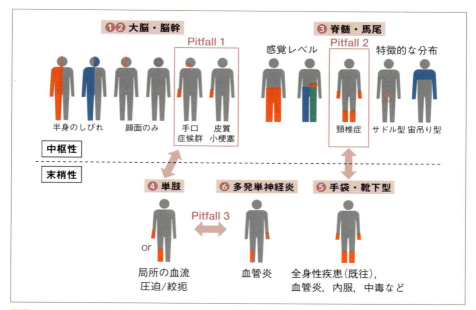

図2 感覚障害の考え方
赤は障害の分布を，青は温痛覚障害，緑は深部知覚障害を示す．症状の分布から，どのレベルでの障害かを推定する．

❸の脊髄のみ純粋な分布ではないが，多彩ながらも特徴的なため上記のようにまとめている．❶〜❸は中枢性，❹〜❻は末梢性であるが，この分布の活用にはpitfallがある．

> **Pitfall 1** 単肢のしびれでも神経根・末梢神経に合わない分布や立体覚障害が強い場合は，手口症候群や皮質小梗塞を考える
> **Pitfall 2** 四肢末端のしびれ感でも，深部腱反射やBabinski徴候を確認する（頚椎症を含む頚髄病変で生じうる）
> **Pitfall 3** 末梢神経1本の障害でも多発単神経炎の初期かもしれない．進行が早い，症状が強い，全身症状（発熱，倦怠感，体重減少）がある，血管炎の所見がある，などの場合は注意する

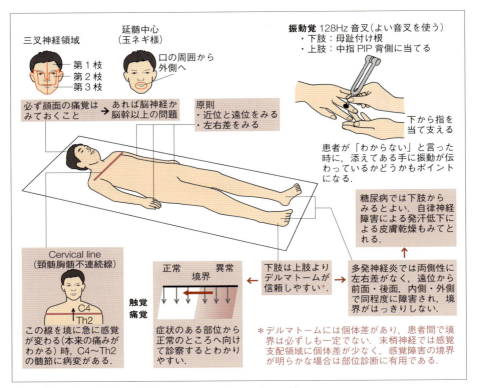

図3 感覚系のスクリーニング診察（触覚・痛覚・振動覚）

まず末端から診察する．末端で振動覚が著しく低下していれば，診察部を上行する．
下肢：母趾の付け根背側，外踝・内踝，腓骨頭・脛骨内側踝，大転子など．
上肢：中指PIP背側，橈骨下端，肘頭，肩峰など．
自覚症状や，各部位の時系列を聴取しながら診察を行う（全部位が同じ原因とは限らない）．

　感覚系は，以下の4つのmodalityでみると全体をスクリーニングできる 図3．①筆を用いた**触覚**，②安全ピンや爪楊枝を用いた**痛覚**，③音叉を用いた**振動覚**，④母指探し試験[2] 図4 による**位置覚**（通常の関節位置覚の診察と比較し，鋭敏さを実感してほしい）の4つである．状況や疑う疾患に応じて取捨選択をするのがよい．さっとみる時は，触覚・痛覚・振動覚の確認を四肢で行う．爪楊枝を用いた痛覚の診察は，触覚より鋭敏で簡便なため活用してほしい．

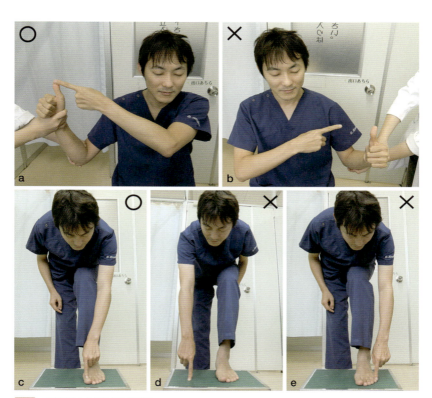

図4 母指探し試験（位置覚）
① 閉眼（またはアイマスクを）してもらう．
② 上肢または下肢を他動的にぐるぐると動かしたのちに固定する（上肢：母指を立てたもらった状態で，肘と手首を持ってくるくると動かしたのちに固定．下肢：立位からくるくると動かしたのちに，低めの足台に乗せてもらう）．
③ 固定肢の母指（趾）を，上肢の示指で指差してもらう．
　固定肢の位置覚をみる検査であり，**b**，**d**，**e** では左上下肢の位置覚障害（右視床病変）が認められる．後索‒内側毛帯‒視床系の検査として有効である．

軽微な錐体路徴候の診方 [3]

　中枢病変が疑われるものの筋力低下が軽微なため，大まかな筋力評価ではっきりせず自信が持てない場合もある．その場合は中枢性の筋力低下を検出しやすい診察として以下を検討する．

■ 片眼閉じ試験

　中枢性顔面神経麻痺は軽微ではっきりしないことがある．閉眼という動作は通常

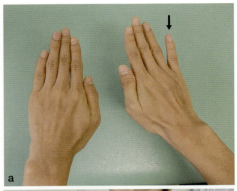
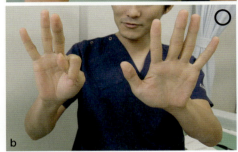
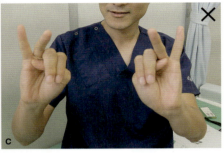

図5 軽微な錐体路徴候の診方
a：第5指徴候．指をそろえて手を出すように指示すると，小指（第5指）のみ外側に離れる．b, c：指折数え試験．両側同時に行うのではなく，片側1本ずつ指を曲げていく．左右を比較するとわかりやすい．

両眼で行うが，ウインクをしっかりするには，十分に眼を閉じる力（顔面神経）が保たれている必要がある．左右でウインクをして（自覚症状も含めて）比較し，ウインクをしにくいと感じた場合の閉眼側の筋力低下が疑われる．たとえば，左眼を閉じるウインクがうまくできていないとすると，開いているはずの右眼の開きが小さくなる〔顔面神経は眼輪筋（閉眼）を支配しており，これが左眼で弱い場合，ウインク時には通常より強く閉じようとする．その結果，開眼を保つべき右の眼裂もつられて狭くなる（閉眼は本来，両側性支配であるため）〕．自覚症状がなくとも診察時に交互に見比べて左右差を探すことがポイントである（この他，眼裂の左右差，自然な笑顔の際の鼻唇溝の左右差など）．

■ Babinskiの自動回内徴候

両上肢を前方に，手掌を上に向けてまっすぐ水平に挙上する．「同じ位置に保つ

ように」と患者に指示したうえで，手背を下方からトントンと上方に向けて叩きながら位置の変化をみる．錐体路障害のある側は，少しずつ回内してくる．前腕の回内位は筋トーヌスのバランスの崩れを意味する．閉眼させたほうが検出しやすく，筆者は常に閉眼させて行う．

■ 第5指徴候

手掌を下にして上肢を前方に挙上させた時，小指（第5指）が外側に逸れる 図5a．

■ 指折数え試験

1本ずつ指を折り左右差をみる 図5b・c．障害側では，各指での指折がきれいに分離されず，母指の屈曲時に示指が，示指の屈曲時に中指が，というように先の指が一緒に屈曲してくる．指を開く際も同様にきれいな分離ができない．軽微な錐体路徴候は小さな筋肉から出現し，粗大な筋の診察ではつかみにくい．

■ 下肢の外旋位

仰臥位になった際，障害側が軽微に外旋位となる．筋トーヌスのバランスの崩れを示唆している．

*

錐体路障害の重症例ではWernicke–Mann肢位となり，上肢は屈曲・回内，下肢は伸展・外旋する．前述の診察はこれらが軽微な場合でも，負荷を加えた診察により検出しやすくしたものである．診察のみならず，感度のよい問診により検出できた場合，手技のばらつきは少なくなり，診察と相補して精度の高い部位診断につなげることが可能となる．

■ 下肢の痙性の問診

「膝を曲げる際に，右膝がガクンと力が抜けることがある」「階段を上るより下りるのが難しく，いつも右足から下りる」「右のつま先が，小さな段差やカーペットでよく引っかかる」．これらの病歴は，右の下肢痙性による伸展傾向を示し（上肢の折りたたみナイフ現象に相当），左右差がある場合はより意義が高く，腱反射も右下肢で優位に亢進していれば整合性がとれる．他の神経症状に関しても，問診で神経所見を予想する努力により，診断精度は向上する．

*

想定される障害部位として，末梢神経や神経根が疑われた場合，各部位に特化した診察が必要となる．詳細は割愛するが，文献4)はとても有用である．

深部腱反射，病的反射の診方

深部腱反射は，上腕二頭筋，腕橈骨筋，上腕三頭筋，膝蓋腱反射，アキレス腱反射を確認する．

深部腱反射はニュートラルな位置から，叩打する腱を直上から指で押さえ，少し腱を伸展させて，そのまま反射で収縮する筋や動く関節を手で感じるとわかりやすい．膝蓋腱反射などは前脛骨部に手を添えると反射による伸展をダイレクトに感じることができる．それぞれ診察しやすい（見やすい，触知しやすい，誘発しやすい）位置を覚えるとよい．

■ 上腕二頭筋反射〔C5/(6)〕 図6a

前腕は回外位で，支える手の母指で上腕二頭筋腱を少し伸展させ，その上から叩打すると検出しやすい．

患者に力を抜いてもらう方法として，叩打する前に「力を抜きましょうね」と言いながら，受動的に肘の屈曲・伸展を繰り返して力を抜かせつつ，また力の抜けを確認しつつ叩打するとよい．

■ 腕橈骨筋反射〔C(5)/6〕 図6b

回内・外の中間位で，橈骨遠位の1/3を叩打し，肘の屈曲をみる．肘の屈曲をみるので，肘に力が入らないほうがよい．

この場合も上腕二頭筋のように支えつつ，力を抜かせながら診察するとよい．この際，肘が屈曲せず，指が屈曲した場合を橈骨逆転反射陽性といい，脊髄内でC5/6髄節に病変があることを示す（逆転反射とはある反射が消失し，その拮抗筋または隣接する筋の反射が保たれているか亢進した場合を指す）．

■ 上腕三頭筋反射（C7） 図6c

肩関節を外転させ，肘の少し上を支えた状態で前腕を下垂させる．少し揺するように肩と肘を受動的に屈曲・伸展させ，力を抜かせつつ，また力の抜けを確認しながら，肘の少し上を叩打する．上腕三頭筋が収縮し，前腕が振り子のように外側へ伸展する．

逆に内側へ屈曲した場合，上腕三頭筋反射の逆転という．C7/8髄節に限局，または上限を有する病変による．

■ 膝蓋腱反射〔L(2/3)/4〕 図6d

端座位かつ足が床につかない高さで膝下のくぼみを叩打するのが最もわかりやすい．

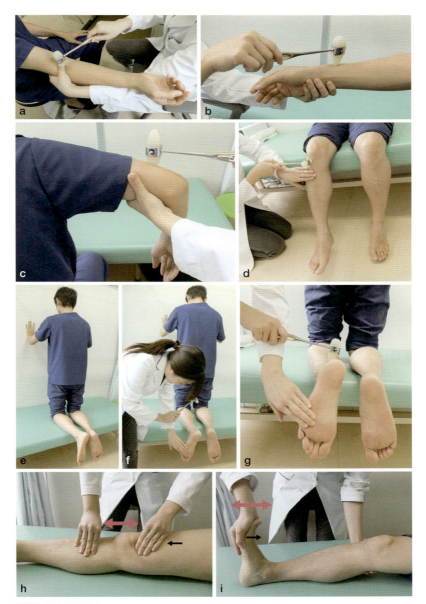

図6 深部腱反射
a：上腕二頭筋反射．b：腕橈骨筋反射．c：上腕三頭筋反射．d：膝蓋腱反射．e〜g：アキレス腱反射．h：膝クローヌス．i：足クローヌス．
黒矢印のほうに力を加え，赤矢印のような反射がみられたら陽性と判断する．

Jendrassik 手技：両手の指先を鉤型に互いに組み合わせて，両手を反対方向へ強く引くように指示し，その瞬間に叩打する．この増強法にてのみ検出できた場合は減弱，増強法にても検出できない場合は消失とする．

■ アキレス腱反射（S1） 図 6e〜g

図 6e のような Babinski 肢位で，かつ足の先に手を添えて軽く足関節を背屈させた状態で叩打すると，手で反射を感じることができる 図 6f・g．Babinski 肢位は増強法でもある．

実は外来診察室のように，座位かつ足が床についた状態でも，膝と足関節がちょうど 90°ずつのニュートラルな肢位を取ることができれば，そのままアキレス腱を叩打し反射をみることができる．肢位を取るのに慣れが必要だが，正常であれば，この肢位で十分検出できる．

■ 膝クローヌス 図 6h

仰臥位で下肢を伸展させた状態で，しっかりと膝蓋骨を把持し頭側から足方へ勢いよく急に押し下げて保持する．大腿四頭筋の収縮によりガクガクと膝蓋骨が上下に動くのが触知される．膝蓋腱反射のより亢進した状態を示し，5 回以上で「3＋」，ずっと続く場合は「4＋」と記載する．

■ 足クローヌス 図 6i

仰臥位で膝下を支え上げて膝を少し屈曲位とし，もう一方の手で足底を踵から包み込むように把持した状態から，勢いよく足関節を背屈させ，保持する．下腿三頭筋の収縮によりガクガクと足関節が伸展するのが触知・目視される．アキレス腱反射の亢進した状態を示し，5 回以上で「3＋」，ずっと続く場合は「4＋」と記載する．

■ 病的反射の診方

病的反射に関しては，Babinski 徴候 図 7a だけは忘れないでほしい．診察所見を「＋」や「−」ではなく，所見を思い浮かべられるように記録することが大切になる．正常であれば足趾は底屈する．錐体路障害患者では，「趾（特に母趾）のゆっくりとした背屈」「他の指の開扇」「下肢主要 3 関節の軽い屈曲を呈する」など，見たままを忠実に記録する．たとえば，右では無反応，左では底屈であった場合，右の錐体路障害の可能性が残る．「陽性」「陰性」「＋/−」だけでは，のちに振り返った際に何を意味するのかわからなくなる．

Chaddock, Gonda, Schäffer, Oppenheim, Stransky などの変法 図 7b がいくつかあるが，足底を擦ることができない時などに検討する．

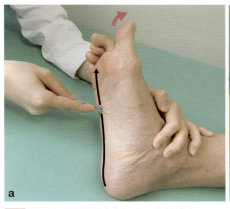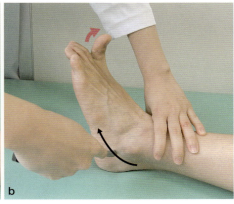

図7 Babinski 徴候（**a**）とその変法（**b**）
a：しっかり保持できる安全ピンや爪楊枝の頭（患者ごとに使い捨てる）で，踵側から足底の外側を趾の基部まで刺激をゆっくりと加える．単シナプス反射である深部腱反射と異なり多シナプス反射であるため，刺激が蓄積されると誘発されやすくなる（時には，刺激を繰り返し誘発を試みることもあるが，痛みが強いため，他の手がかりから誘発できるはず，という確証がある際にのみ検討する）．
b：Chaddock 徴候．外踝の後方から，足背外側縁を刺激する．軽微ながらより鋭敏であった患者を複数人経験している．

上肢の病的反射である，Wartenberg 試験，Hoffman 試験，Trömner 試験はセットで行えるので覚えておこう**図8**．

＊

曖昧な所見や診察できていない項目は，総合評価に加味しないことが大切である．**丁寧に診察された筋力低下と感覚障害の分布は，手間と時間はかかるが信頼できる**．Babinski 徴候も左右差がある場合は有意にとりやすい．また，総合評価の際に一部位で説明がつけられない場合，2つ以上の病変部位の可能性を考えていく．診察は，全体像の把握と，総合判断のために大まかな筋力，感覚系の評価は必ず網羅するように心がける．入院患者などに協力を頼んで，「末梢か，中枢か」を問いながら，整合性がとれるまで診察を繰り返し，トレーニングしてほしい．中枢と末梢の知識を相補的に用いることができると，部位診断は格段に面白い知的作業となる．

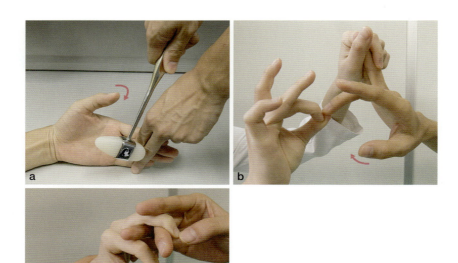

図8 Wartenberg 試験（a），Hoffman 試験（b），Trömner 試験（c）
手指屈筋反射：C7-Th1 レベル．
すべて手指屈筋反射をみているが，刺激の強さは a が最も強く，b，c の順で誘発しやすい．そのため Wartenberg 試験（a）は陽性であっても亢進とはいえず，消失〜減弱を評価する．Hoffman 試験（b）で陽性の場合は，反射亢進していると考える．

しびれ診察の落とし穴！

💥 中枢神経病変による単肢の純粋運動障害，または純粋感覚障害（神経診察の原則 ①，②）

　皮質運動野の小さな梗塞は，一見末梢神経や神経根障害に見えても実は他の領域の筋力も低下していたり，細かい動作が難しいという特徴がある．また頭頂葉の障害がなければ，感覚障害も基本的にはない．皮質感覚野の小梗塞では立体覚障害が目立つなどの特徴がある．いずれにしても，末梢神経や神経根の診察と照会し，合わない点をあぶり出す．

※ non-length dependent small fiber neuropathy の場合[5]

丁寧な痛覚の診察が必要になる．分布が明らかにおかしいので心因性と考えたくなるかもしれないが，痛み・灼熱感が強く奇妙な分布を取るというのが特徴なので，惑わされないようにしよう．

※ small fiber neuropathy を疑った場合は，自律神経症状もチェック[6]

温痛覚障害から small fiber neuropathy が疑われた場合，自律神経障害もチェックしておいたほうがよい．特に不整脈や起立性低血圧などの心血管系の自律神経障害は，失神・転倒などのリスクにつながるため鎮痛薬や睡眠薬を出す前に一度は確認しておきたい．

※ 複数の原因や複数の障害部位が合併した場合

それぞれの解剖学的な部位診断と経過や背景からの病因診断を仮定しながら，可能性の高いものを導出する作業になるため，やはり高頻度疾患・病態に対する深い理解が必須となる．筆者は，末梢神経障害・神経根症の診察から始め，局所病変を見積もり，次に全身性疾患による多発神経炎などの合併の可能性などを見積もっている．全身性疾患による多発神経により反射の評価が難しくなったうえで中枢性の要素が合併した場合も，評価は難しくなる．症状ごとに病歴による経時変化を徹底してあぶり出し，丹念な診察により典型的な障害パターンを抽出することが最も効率的である．

文献

1) 土肥栄祐：しびれ．徳田安春（編）：ジェネラリスト診療が上手になる本．pp355-373，カイ書林，2011.
2) 福武敏夫：神経症状の診かた・考えかた．pp307-312，医学書院，2014.
3) 平山惠造：神経症候学．文光堂，2006.
4) Preston DC, et al：Electromyography and neuromuscular disorders—Clinical-electrophysiologic correlations. Elsevier, 2013.
5) 土肥栄祐：本当に手袋・靴下型ですか？総合診療 26(5)：398-402, 2016.
6) 土肥栄祐：この痛み，なんとかしてください！総合診療 26(11)：922-929, 2016.

（土肥栄祐）

神経系

意識障害がある時の身体診察

意識障害がある時に意識する身体診察

推定する疾患	● 低血糖，脳卒中，ショック，敗血症/敗血症性ショック，外傷，痙攣(後)，大動脈解離，高カリウム血症，低体温，薬物中毒，肝性脳症，急性アルコール中毒など
バイタルサイン	● 血圧 ● 呼吸数，瞳孔所見
視診	● 肢位 ● 瞳孔の左右差 ● 舌咬傷 ● インスリン注射痕，手術痕，シャントの有無，リストカット痕 ● Horner 徴候
聴診	● 心音
打診	● 叩打痛
触診	● 冷汗 ● 疼痛部位(外傷検索)
その他	● アルコール臭(臭いと飲酒量は相関しない) ● 尿失禁 ● 人形の目現象 ● hand drop test ● roving eye movement

意識障害(disturbance of consciousness)の患者を診察する際に最も重要なことは何だろうか．AIUEO TIPS に代表される原因疾患を鑑別する必要があるが，1つひとつ鑑別していては時間がいくらあっても足りない．「診断への近道は病歴聴取にある」ことは間違いなく，聴取できる患者から病歴をとらない理由はない．しかし，聴取できない患者が多いのが意識障害である．そんな時に頼りになるのがバイタルサイン，そして身体診察だ．少なくともこれらを正しく判断することができれば，緊急性の高い疾患を疑うことはできるだろう．

意識障害の病態　意識障害の原因が頭蓋内疾患とは限らない！

意識障害は「外部からの刺激に対する反応が低下ないし失われた状態」と定義される．覚醒障害と認知障害に大別され，前者は脳幹網様体調節系の障害(上行性網様体賦活系＋視床下部調節系の障害)，後者は大脳皮質全体の障害(通常両側)である．その他，低血糖や薬物などによる全身性疾患による意識障害も考えなければならない．脳の器質的異常のみが意識障害の原因とは限らないことを改めて認識しておこう．

意識障害の病理学的解剖

意識障害の原因は頭蓋内疾患以外にも多数あるが，やはり緊急性が高いため頭蓋内疾患か否かは早期に判断する必要がある．ここでは最低限おさえておくべき脳の障害部位による所見を理解しよう．

瞳孔から脳の障害を考える

意識障害患者において瞳孔所見はきわめて重要である．必ず自身で確認しなければならない．みるべきポイントは，**瞳孔の左右差・大きさ，対光反射の有無，前庭動眼反射の有無**である．瞳孔の左右差・大きさ，対光反射を確認することで病変部位はおおよそ推定できる 表1．

前庭動眼反射は人形の目現象(doll's eye phenomenon)を確認する 図1．これは頭の回旋による眼位の変化(頭位変換眼球反射 oculocephalic response)をみるものであり，正常であれば頭を急速に上下左右に動かすと眼球はその運動方向と反対方向

表1 意識障害と瞳孔

左右差	瞳孔 大きさ	対光反射	病変部位
あり	一側性散瞳	散瞳側でなし	散瞳側の鉤ヘルニアを伴うテント上の占拠性病変
なし	正円同大	あり	広範な一次性大脳病変，代謝性昏睡
		なし	中脳病変（一次性病変または中心性テントヘルニアによる二次性病変）
	両側性の強い縮瞳 pin-point pupils	あり	脳幹病変（特に橋），麻薬（モルヒネ，アヘン）中毒，有機リン中毒

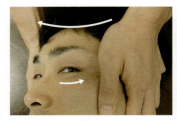

図1 人形の目現象
脳幹に異常がなければ（正常）急速に頭を側方へ動かすと，眼球は図のように逆方向に向く．脳幹に異常があると眼が頭部とともに動く．

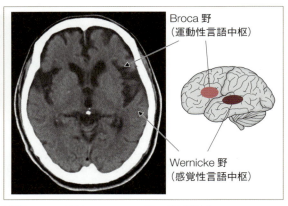

図2 Broca 野と Wernicke 野の位置関係

に動く．人形の目現象が消失し，頭部とともに眼球が動いた場合，もしくは左右差を認める場合には，脳幹の障害を示唆する．脳幹病変か否かの判断に非常に有用な検査であり，必ず確認するべきである．ただし，頸椎損傷の可能性がある患者では悪化させる可能性があるため，画像評価の前に安易に行ってはいけない．

失語の状態から脳の障害を考える

失語は優位半球（通常は左）にある脳の言語領域が障害された時に起こる 図2 ．運動性失語（Broca 失語），感覚性失語（Wernicke 失語）が有名だが，この2つをつな

表2 失語症の病型分類

復唱	発語	言語理解	病型
できない	流暢でない	悪い	全失語(global aphasia)
		よい	Broca 失語(Broca aphasia)
	流暢である	悪い	Wernicke 失語(Wernicke aphasia)
		よい	伝導失語(conduction aphasia)
できる	流暢でない	悪い	超皮質性混合失語(transcortical mixed aphasia)
		よい	超皮質性運動性失語(transcortical motor aphasia)
	流暢である	悪い	超皮質性感覚性失語(transcortical sensory aphasia)
		よい	健忘失語(amnestic aphasia)

ぐ弓状束や角回などの障害でも様々な失語症状が生じる．まずは，この2つの失語，そして全失語をおさえておけば十分である．

運動性失語は，こちらの言っていることは理解しているものの発語ができない状態である．そのため，「はい」「ううん」「ねぇ」などの返答はできるが，具体的な回答はできない．それに対して感覚性失語は，多弁ではあるが，こちらの言っていることは理解できない．

そのため，この両者を見分けるためには，患者が指示を理解できているか否か，すなわち Glasgow Coma Scale(GCS)で M6(命令に従う)と判断できるか否かが問題となる．**離握手，開閉眼の指示がしっかりと理解できて反応していれば，発語がない，もしくは乏しい原因は運動性失語と考えられる．それに対して，よく喋るものの，言葉による指示動作が全く入らない状態であれば，感覚性失語と考えられる．どちらもできなければ全失語であり，左大脳半球の Sylvius 裂周囲の広範にわたる障害が考えられる** 表2．

診察の極意

意識障害患者の診察3つのポイント

意識障害患者をみる際に重要なポイントはいくつかあるが，特に重要な点は，意識障害，バイタルサイン，左右差の3つである．

❶ 意識障害を見逃すな

意識障害を見逃してしまう理由として，①軽度の意識障害を見落としてしまう，②意識障害の原因を安易に決めつけてしまうことが挙げられる．

① 軽度の意識障害を見落としてしまう

意識を客観的に評価する指標として Japan Coma Scale（JCS）と Glasgow Coma Scale（GCS）はあまりにも有名だ．しかし，1/JCS や E3V4M5/GCS など軽度の意識障害患者では，プロブレムリストに意識障害が挙がっていないことをしばしば見かける．この軽度の意識障害を見逃さずに注目できるかが重要な点である．E3 と E4，M5 と M6 の違い，それぞれたった 1 点の差だが，この 1 点にとにかくこだわって正しく評価してほしい．

些細なことと思うかもしれないが，軽度の意識障害でもしっかりと拾い上げ，プロブレムリストに挙げることが意識障害患者の初療の第一歩である．

GCS の正しい評価法

E4 は「自発的に開眼」，E3 は「呼びかけにより開眼」と定義されるが，それだけでは不十分である．ただ単に寝ている患者が E3 のはずはなく，E4 である．つまり，呼びかけた後が問題ということである．**開眼後，20 秒程度自発開眼が可能であれば E4 と評価する．**

M6 は命令に従うのに対して，M5 は痛み刺激の部位に手足を持ってくると定義される（痛み刺激は 2 か所で確認）．それではこれらはどのように評価するべきか．「手を握ってください」「目を開けてください」では評価不十分である．必ず，**握るだけでなく離してもらう，開けるだけでなく閉じてもらう**ことがポイントだ．

---

② 意識障害の原因を安易に決めつけてしまう

軽度の意識障害を認めた場合に，「高齢だから」「発熱を認めるから」「認知症があるから」と決めつけてはいないだろうか．意識障害患者は救急外来で対応することが非常に多いが，その多くは初対面の患者である．安易に決めつけるのではなく，必ず普段の意識状態を知っている家族や主治医に確認する努力を惜しまないことが重要である．

❷ バイタルサイン　当たり前の変化を理解しよう！　表3

バイタルサインは嘘をつかない．また，バイタルサインを測定できない患者はい

表3 意識障害の原因の大まかな判別に有用な所見

指標		頭蓋内に器質的病変がある尤度比
収縮期血圧(mmHg)	～90	0.03
	90～99	0.08
	100～109	0.08
	110～119	0.21
	120～129	0.45
	130～139	1.50
	140～149	1.89
	150～159	2.09
	160～169	4.31
	170～179	6.09
	180～	26.43
瞳孔	対光反射の消失	3.56
	1mm以上の不同	9.00

著しい血圧上昇,瞳孔異常は頭蓋内疾患を強く示唆する.
〔Ikeda M, et al:Using vital signs to diagnose impaired consciousness:cross sectional observational study. BMJ 325:800, 2002 より〕

ない.薬剤の影響など,考慮する因子はあるが,それらを踏まえたうえで正しい解釈を行えば診断に大きく近づく.意識障害患者では,バイタルサインの中で特に**血圧と瞳孔に注目しよう**.

頭蓋内疾患による意識障害では,通常血圧は上昇する.身体所見から**脳卒中が疑われても,血圧が普段と比較し,同等ないし低い場合には,「本当に脳卒中か」と疑わなければならない**.

瞳孔も重要である.**対光反射が消失している場合,瞳孔径に1mm以上の差を認める場合には頭蓋内疾患の可能性**が高くなる.

❸左右差の有無

身体所見上,右上下肢麻痺など明らかな左右差が認められる場合には,局在神経徴候を伴う意識障害(coma with focal signs)として,積極的に脳卒中に代表される

頭蓋内疾患を考える．しかし，ここでおさえておくべきことは，左右差を認めない場合にも脳卒中はありうるということだ．脳卒中の中で，くも膜下出血だけは左右差を認めないことが多く，**左右差のない意識障害患者をみたら，まずはくも膜下出血を考える**と意識しておくべきだろう．来院後の再破裂を防ぐことが重要であり，そのために早期に疑い，保護的に対応することが必要となる．

身体診察ではわずかな所見も見落とさないことが重要である．重度の意識障害を認める場合，高度の難聴を認める場合，認知症がある場合など，こちらがとりたい所見がうまくとれないことも少なくない．そのような場合には"左右差"に注目し，評価することが重要である．**わずかであっても差を認める場合には有意所見**として考えるべきである．

＊

それでは実際に，目の前の意識障害患者に対応してみよう．ここでは，病歴をとることができない患者を想定して述べる．

まずはバイタルサインから頭蓋内疾患らしいか，らしくないかを大まかに判断する．血圧が高い場合や，明らかな左右差を認める場合には頭蓋内疾患を念頭に置きながら，脳卒中もどき〔低血糖，大動脈解離，痙攣(後)，頭部外傷など〕を疑う所見がないか，身体所見をとりにいく．逆に血圧が正常ないし低い場合には，脳卒中以外の疾患を想定しながらも，くも膜下出血だけは安易に否定せず鑑別を進めていく．

視診
■ 開眼か閉眼か
開眼している患者では前述のとおり瞳孔に注目し，病巣を推定していく．閉眼している患者も開眼を促し確認するが，この際に強制開眼でも抵抗を認める場合は，心因性も鑑別に挙げ対応する．開眼に抵抗し，眼球が上転することをBell現象と呼ぶ 図3 ．眼を開けた際に，眼球がゆらゆら動いている（roving eye movement）場合は，代謝性脳症を疑う．

目の前の意識障害患者に痙攣を認めた場合，痙攣しているにもかかわらず，いつまでも閉眼している場合にも心因性を疑うべきである．

■ 呼吸様式の確認
中枢神経系の異常で認められる呼吸様式はいくつかあるが，代表的で比較的判断

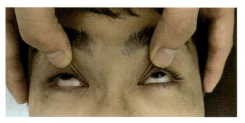

図3 Bell 現象
意識的に閉眼すると眼球が上転するという生理的現象をみたもの．閉眼を指示して，両眼を他動的に開眼させると白目になる．睡眠時や末梢神経障害などで消失する．

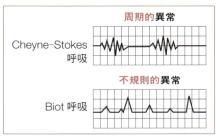

図4 おさえておくべき呼吸様式
周期的に呼吸が停止する Cheyne-Stokes 呼吸と，不規則に停止する Biot 呼吸．

が簡単な Cheyne-Stokes 呼吸と Biot 呼吸（失調性呼吸）を覚えておこう．この2つの呼吸様式は似ているように見えて，全く異なる．Cheyne-Stokes 呼吸は周期的（1周期は30秒〜2分程度）なのに対して，Biot 呼吸は不規則的である**図4**．そのため，呼吸の観察には時間をかける必要がある．一定の呼吸様式であれば30秒も観察すれば回数の把握はできるが，周期を意識して把握するためには**最低でも1分以上の観察**は必要である．

　呼吸の様式のみで病変を確定することは難しいが，救急外来などでは緊急性の判断や気道確保の必要性を早期にキャッチする必要がある．Cheyne-Stokes 呼吸が認められる場合には広範な大脳半球病変が，Biot 呼吸が認められる場合には延髄など脳幹病変を考えなければならず，これらが認められる場合には，気管挿管など確実な気道確保が必要になることを意識して対応する．頭部 CT など場所を移動して行う検査には，必ず患者に付き添わなければならない．

■ 冷汗

　冷汗の裏には恐い疾患が隠れていることが多く，認めたら緊急を要する．代表的な症候として，低血糖，敗血症，心筋梗塞，ショック，有機リン中毒，離脱症候群，交感神経賦活薬による反応などが考えられ，これらの多くは意識障害を認める．

■ 舌咬傷の有無

　意識障害の比較的多い原因に痙攣が挙げられる．目の前でがくがく震えるような痙攣（間代性痙攣）が認められれば誰もが判断可能だが，痙攣後の状態（postictal state)では意識障害，片麻痺などを主訴に来院する場合が少なくない．その際に，「痙攣かも？」と疑うことができるかが一番のポイントであり，その手がかりとなる身体所見が舌咬傷と尿失禁である．

てんかんに伴う舌咬傷は舌外側に多く，失神後の機械的損傷やヒステリーの場合には舌先端に多い[2]．

■ 腹部の視診

低血糖の原因として最も多いのが薬剤性である．特にインスリン使用患者，スルホニルウレア(SU)薬内服患者では低血糖のリスクが高いため注意が必要である．下腹部のインスリン注射痕を確認しよう．同じ部位に注射していると皮膚に変化が起こり，インスリンの効果が十分得られなくなる．

胃切除後のダンピング症候群も低血糖の原因として有名である．腹部の手術痕を確認しよう．

*

もちろんこれ以外にも，どこかに異常が隠れていないか，全身をくまなく診察する必要がある．吐物や口腔内の色調，臭いなどから薬物などの中毒が同定できることもある．

聴診

意識消失患者では大動脈弁狭窄症の収縮期駆出性雑音が代表的だが，意識障害患者では特異的な所見はない．しかし，失神後に痙攣を伴い，意識障害を認めて来院する場合もあるため，意識して聴診するべきである．発熱を認める場合，酸素化の低下を認める場合には，肺炎，心不全，気管支喘息などによる意識障害の可能性もあるため，それぞれの疾患に準じて所見をとる必要がある．

心音ではⅢ音を，副雑音ではcracklesがどこにどのタイミングで聴取されるかを意識する．Ⅲ音が聴取されれば心不全の可能性が高く，肺区域に一致してcracklesが全吸気時間で聴取できれば肺炎の初期と判断できる．

触診

■ 疼痛部位の触診，打診

意識障害に加え，痛みを伴っている場合には触診が威力を発揮する．高齢者の意識障害では，頻度として敗血症も考えなければならないが，発熱のみで痛みの訴え

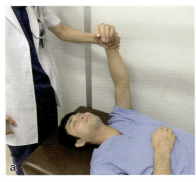 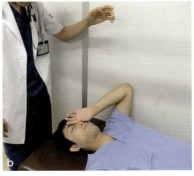

図5 hand drop test
患者の上肢を持ち上げ（**a**），顔面の前で離すと意識障害があれば顔面に落下する（**b**）．心因性の場合には顔に落下するのを避ける．

が前面に出ないことが少なくない．最も重要なことは，触診時の目線である．自分の指先ではなく，**必ず患者の顔を凝視**する．わずかでも痛がるような素振りや呼吸が中断するような所見が認められた場合には，病歴と合わせて優位所見ととるべきである．

　大動脈解離は突然発症の胸背部痛で来院するイメージが強いかもしれないが，意識障害，意識消失を主訴に来院することも少なくない．痛みの訴えがなくても，触診上，四肢の左右差を認める場合には，積極的に疑いたい．血圧の左右差や発症時の痛みの有無を確認しよう．

■ 髄膜刺激徴候

　髄膜炎における身体所見の取り方の注意点を1つだけ覚えておこう．髄膜刺激徴候（➡ p 62）は，項部硬直，Kernig 徴候，Brudzinski 徴候，jolt accentuation，neck flexion test などが有名だが，重要な条件がある．jolt accentuation, neck flexion test は**患者自身に行ってもらう**ということだ．意識障害を認め指示に反応できない患者に対して，検者が無理矢理首を左右上下に動かし，陽性／陰性を判断してはいけない．

■ hand drop test 図5

　顔面の上に患者自身の手を落下させた時の反応をみる試験である．心因性の意識障害患者では，顔面の上に落ちないようにうまく避ける（hand drop test 陽性）．注意点は1回の検査で判断してはならないということ．たとえ心因性であっても，1

回目は顔面の上に落ちることがあるからだ．その後繰り返すとうまく避けるようになる．また，その逆もありうる．何度も救急搬送されている患者では，あえて自分の顔に手を落下させることがある．筆者は少なくとも数回は両手同時に顔面の上に手を落下させるようにして確認している．

意識障害診察の落とし穴！

💥 原因がわからない意識障害患者では痙攣の可能性を考えよ！

前述したように，意識障害の鑑別で見落とされているものの代表として痙攣がある．間代性痙攣が認められれば診断は容易だが，痙攣の目撃がなく，postictal state の状態であった場合には，痙攣を疑わないかぎり診断できない．また，見た目では明らかにわからなくても痙攣が持続している場合がある．これは nonconvulsive seizure といって，珍しい病態ではない．原因がわからない意識障害に出会ったら，積極的に鑑別に挙げ，精査(脳波など)しよう．

💥 アルコール臭と飲酒量は相関しない！

アルコール臭がすると，意識障害の原因をアルコールと考えがちである．特に，著明な臭いがした場合には，相当の量を飲んだのだろうと解釈しがちだが，そうとは限らない．エタノール自体はほとんど無臭であり，飲酒者の臭いは，アルコール飲料に加えられている芳香(アセトアルデヒド)によるものである．これはエタノールが分解された後も残存する．アルコール血中濃度も個人差があり，絶対的な指標ではない．アルコールによる意識障害は除外診断であると理解しておこう．

💥 一過性全健忘という疾患を知ろう！

家族が「何度も同じことを言って，おかしい」といって外来に連れてくるのが典型的な来院パターンである．診察上，見当識障害は認めるものの，特記すべき身体所見の異常はなく，CT や MRI などの画像上でも何も問題はない．しかし患者は，「なぜここにいるの？」「検査をしたの？」など，同じ質問を何度も何度も繰り返す．これは一過性全健忘であり，「24 時間以内に改善する急性発症の前向性および進行性健忘」と定義され，知らなければ診断できない．身体診察で有意な所見がなく，病歴が診断の決め手となる疾患である．

＊

最後に，意識障害は救急外来で最も頻度の高い症候であり，正しく診断するため

表4 意識障害のアプローチ：10の鉄則

① ABCの安定が最重要！
② バイタルサイン，病歴，身体所見が超重要！ 外傷検索，AMPLE聴取も忘れずに！
③ 鑑別疾患の基本をマスターせよ！
④ 意識障害と意識消失を明確に区別せよ！
⑤ 何がなんでも低血糖の否定から！ デキスタ，血液ガスcheck！
⑥ 出血か梗塞か，それが問題だ！
⑦ 菌血症・敗血症が疑われたらfever work up！
⑧ 電解質異常，アルコール，肝性脳症，薬物，精神疾患による意識障害は除外診断！
⑨ 疑わなければ診断できない！ AIUEO TIPSを上手に利用せよ！
⑩ 原因が1つとは限らない！ 確定診断するまで安心するな！

〔坂本 壮：救急外来ただいま診断中. pp7-22, 中外医学社, 2015より〕

には，自身でアプローチ方法を身に付けておく必要がある．筆者は，「10の鉄則」として **表4** のようにアプローチすることにしている[3]．重要なことは，「この患者は意識障害である」と認識すること，そして病歴，バイタルサイン，身体所見などから具体的疾患を想起することである．検査至上主義ではいけない．本項を読んで，身体所見から具体的疾患が1つでも思い浮かび，診断の一助となれば幸いである．

文献

1) Ikeda M, et al：Using vital signs to diagnose impaired consciousness：cross sectional observational study. BMJ 325：800, 2002.
2) Brigo F, et al：Tongue biting in epileptic seizures and psychogenic events：an evidence based perspective. Epilepsy Behav 25(2)：251–255, 2012.
3) 坂本 壮：救急外来ただいま診断中. pp7-22, 中外医学社, 2015.

〈坂本 壮〉

神経系

髄膜炎を疑った時の身体診察

髄膜炎を疑った時に意識する身体所見

バイタルサイン	・血圧・脈拍の変化（特にショックバイタルに注意） ・発熱・低体温にも注意
視診	・皮疹（髄膜炎菌，肺炎球菌，*Listeria* など） ・手指や眼瞼結膜の小出血斑
聴診	・感染性心内膜炎の合併を意識し，心雑音の変化に注意
打診	―
触診	・副鼻腔圧痛の有無 ・リンパ節腫脹の有無
その他	・意識状態 ・髄膜刺激徴候 ・神経学的局在徴候 ・精神症状

髄膜炎の病態

髄膜炎は，脳や脊髄などの中枢神経系を包む膜である髄膜に炎症が生じる状態である．脳炎は，脳実質に炎症が波及し，行動異常や痙攣，意識障害などの症状が加わる状態をいう．

細菌性髄膜炎の治療の必要性が声高にいわれている感があるが，細菌性髄膜炎だけでなく，ウイルス性髄膜炎，脳炎関連はいずれも治療可能な疾患であり，医師のスキルの見せどころでもある．

髄膜炎の病理学的解剖

脳や脊髄などのいわゆる中枢神経は，外側から硬膜，くも膜，軟膜の3層の膜で包まれている．わが国ではこの3層を合わせて髄膜と呼ぶことが多いが，硬膜を除いた**くも膜と軟膜の炎症が髄膜炎**であることに注意されたい．硬膜に炎症をきたした場合は**硬膜炎**といい，くも膜と軟膜に合わせて脳実質にまで感染が波及した場合を**髄膜脳炎**という．

診察の極意

髄膜炎を疑った際の身体診察は，患者が検者の指示に従える意識状態か否かで，評価の方法が変わってくる．

患者から外来で話を聞き，頭痛，発熱，嘔気（嘔吐含む）というキーワードが出てきた場合は，髄膜炎を除外すべき鑑別疾患に挙げるが，外来診療では発熱，頭痛の組み合わせを訴える患者は多い．その際，座ったままの状態で簡単に行える Jolt accentuation, neck flexion test, eyeball tenderness が有用であり，体得しておきたい身体診察である．

Jolt accentuation 図1

Jolt accentuation は，1秒当たり2〜3回の早さで首を左右に振ってもらい，頭痛が増強するか否かを判定する．頭痛が増強する場合を陽性とする．

最初からひどい頭痛で，何もしたくない状態の患者もいれば，何の躊躇もなく首

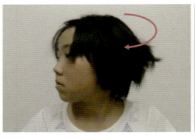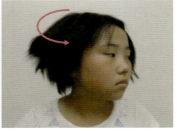

図1 Jolt accentuation
1秒当たり2〜3回の早さで首を左右に振り，頭痛が増強すれば陽性．

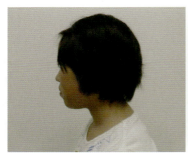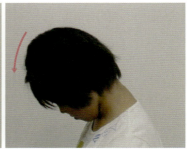

図2 neck flexion test
口を閉じて首を曲げ，顎が前胸部に付けば正常，付かなければ陽性とする．

を振れる患者もいる．細やかな配慮と注意深い観察が必要である．通常の感冒やインフルエンザウイルス感染であろう患者に，問診を取りながら気軽に行える点で，有用である．

neck flexion test 図2

　neck flexion testは，座って口を閉じた状態で首を曲げて，顎を前胸部にくっつけるようにしてもらう．正常であれば，問題なく前胸部に顎が付く．付かない場合は項部硬直がある可能性が高いと考え，ベッドに寝てもらい，診察する．

　Jolt accentuationに引き続いて行い，スクリーニングとして簡単に行える点が有用であると考えている．

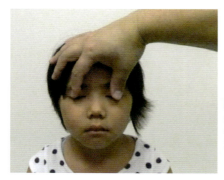

図3 eyeball tenderness
示指と母指で眼球を軽く圧迫する．痛みを訴えれば陽性となるが，圧迫する強さを一定に保つことが難しいため，練習を重ねてから行うとよい．

eyeball tenderness 図3

　eyeball tenderness は，緑内障がないことを問診で確認したうえで，示指と母指で軽く眼球を圧迫する．**強く押しすぎないのがコツである．**

　eyeball tenderness の原著と思われる文献[1]では「ocular globe compression」と表現されており，古典的な髄膜刺激徴候を少なくとも1つ認めた群に行い，痛みを訴えるものを陽性と取ると，感度97.5％，特異度98.8％とされている．しかし後に同グループから，4歳以上で感染性髄膜炎が疑われる57名を対象としたスタディ[2]では，感度34.5％，特異度78.6％，陽性的中率62.5％，陰性的中率53.7％とされている．

　頭痛と発熱を主訴に救急外来を受診した44例の eyeball tenderness の検討では，感度81.8％，特異度100％との報告もあり[3]，少数例の検討ではあるが，頭痛，発熱で来院した救急患者において eyeball tenderness が陽性であれば，腰椎穿刺の禁忌がないかぎり髄液検査を行うべきとしている．

　実際の eyeball tenderness は，眼球を押す強さなどに統一性をもたせることが難しく，被検者である患者の痛みを感じる程度にもよるので，評価は難しい．自らの眼で試したり，繰り返し所見を取ることで，眼球の硬さを感じつつ，眼球を押す適度な強さを身に付けられる．感度はやや低めで，特異度は高い印象がある．

項部硬直 図4

　患者の頭側に立ち，顔から足まで見渡せる位置に立つことがコツである．まずは頭を横方向に回旋させ，緊張を取ると同時に首全体の硬さをみる 図4a ．次に，患

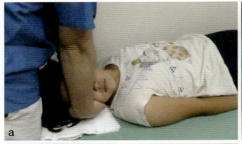
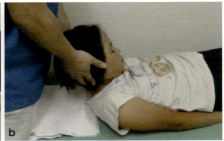
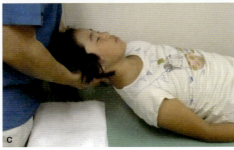

図4 項部硬直
a：頭部を横に回旋させ，首の硬さを確認する．
b：顎が前胸部に抵抗なく付けば正常．
c：顎が前胸部に付かなかったり，肩ごと上がってきたら陽性．

者の頭部をゆっくり持ち上げる．頸部がスムーズに前屈し顎が前胸部に抵抗なく付けば正常 図4b で，抵抗があり**顎が前胸部に付かない場合は陽性**である．**ガチガチに硬く，肩ごと上がってくる場合もある** 図4c．

　Parkinson病では，筋強直が首周囲にも及んでいる場合があり，縦方向のみならず，横方向にも硬さを感じることになる．後縦靱帯骨化症などの頸椎周囲の靱帯骨化症では，横方向にも回旋が制限されることがあり，注意が必要である．

Brudzinski 徴候 図5

　患者の頭側に立ち，項部硬直と同時に顔から足までを見渡しながらBrudzinski徴候も観察する．項部硬直の診察でこの位置を推奨したのは，同時にBrudzinski徴候も観察できるからである．両下肢を伸展させた状態から，項部硬直をみるのと同様に**頭部を前屈**させ，**股関節と膝関節が自動的に屈曲**すれば陽性と取る．

Kernig 徴候 図6

　仰臥位から，一側の下肢の股関節と膝関節のどちらも90°に曲げた位置から伸展

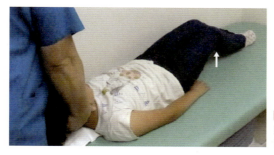

図5 Brudzinski 徴候
頭部を前屈させ，股関節と膝関節が自動的に屈曲すれば陽性．

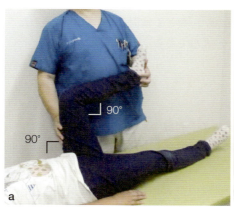
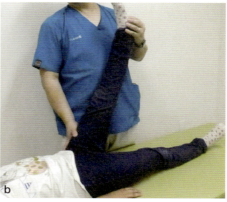

図6 Kernig 徴候
股関節と膝関節をともに 90° に曲げた位置(a)から，下肢を伸展させる(b)．まっすぐに伸展できない場合は陽性．

するのが重要である．正常であれば下肢をまっすぐに伸展可能であり，伸展できない場合は陽性となる．特異度は高いが，感度は5％程度ときわめて低い．

＊

 髄膜炎では意識障害をきたしやすいため，患者の協力や意思表示が必要な身体所見は取りにくい．項部硬直やKernig徴候，Brudzinski徴候の利点は，意識障害のある患者にも使える点である．

 古典的な髄膜刺激症状である項部硬直やKernig徴候，Brudzinski徴候は髄膜炎を示唆する特異的な所見であるが，陽性率は髄膜炎の1割以下とされており[4]，髄膜炎を否定する根拠としては使用できない．そこで，高い感度で髄膜炎を否定する所見としてJolt accentuationが注目され，わが国で広く普及している．なお，Jolt accentuation は，Uchihara らの原著[5]では感度 97.1%，特異度 60.0% とされ，他の身体所見に比較し感度が高い点が注目された．しかし，その後の追試や，実際の臨床で筆者が行ってみた経験からも，そこまで高い感度ではないと感じられる．

＊

　救急の現場では，発熱・意識障害のある患者には瞳孔（角膜反射，散大・縮瞳など）や眼振の有無を確認し，髄膜炎を疑った時点で，腰椎穿刺を考えつつ，頭部 CT などの画像検査，血液培養などを迅速に同時並行で行う．

　髄膜炎の身体診察に，王道はない．どのような発症様式/経過（onset）なのか，どのようなタイプの頭痛なのか，発熱はあるのか，などを検討し事前確率を高めたうえで，身体所見の特性を理解し用いることが大事である．

髄膜炎診察の落とし穴！

💥 非典型例に注意（特に免疫不全，ステロイド内服中）！

　他の診察でもしばしば経験すると思うが，免疫不全を背景にした病態やステロイド（免疫抑制剤含む）内服中などは，典型的な所見を呈さない場合がありうる．また，そもそも発熱や頭痛がなかったり，項部硬直や Jolt accentuation などの身体所見にも異常がみられないなどの例外が生じうることに注意する．

💥 ステロイド先行投与の功罪！

　若年女性に好発する精神症状を主体にした脳炎として世に知られた抗 NMDA 受容体抗体脳炎だが，必ずしも女性とはかぎらず，すべてに卵巣奇形腫を伴うものでもないことが明らかになってきている．発熱，頭痛，精神症状を呈する髄膜炎，脳炎，脳症の鑑別は多岐にわたり，抗 NMDA 受容体抗体脳炎などの免疫介在性脳炎もある．その後の診断において，ステロイドが検査に影響する可能性もあり，ステロイド先行投与の功罪を理解してほしい．ステロイド投与が必要と想定される場合は特に，まずやや多めに採血をし，後々の診断のために，血清や髄液を保存しておくことが重要になる．

💥 隠れた部位の診察がヒントに！

　慢性髄膜炎でなかなか診断に至らないものに結核性髄膜炎がある．残念ながら結核菌の髄液 PCR の感度は低いため髄液検査を繰り返すことになるのだが，筆者は精巣の腫大・硬結に気付き，泌尿器科医に依頼し精巣の生検を行ったことで，病理

診断から結核の診断に至った経験がある．隠された部位，診察させてもらいにくい部位にヒントが隠されている場合もあるため，診察の際に隅々にまで目を配ることが大切である．

文献

1) Holanda L, et al：Predictive value of the ocular globe compression in meningeal syndromes. Arq Neuropsiquiatr 60(3-B)：760-763, 2002.
2) Costa-Matos A, et al：Evaluation of the ocular globe compression sign in infectious meningeal syndromes. Rev Soc Bras Med Trop 38(6)：526-529, 2005.
3) 塩尻俊明：手軽にとれる神経所見―カラーイラスト図解．文光堂，2011.
4) Attia J, et al：The rational clinical examination. Does this adult patient have acute meningitis? JAMA 282(2)：175-181, 1999.
5) Uchihara T, et al：Jolt accentuation of headache：the most sensitive sign of CSF pleocytosis. Headache 31(3)：167-171, 1991.

〔能勢裕久〕

循環器系

心不全を疑った時の身体診察

心不全を疑った時に意識する身体所見

バイタルサイン	・意識レベル低下 ・血圧上昇または低下 ・頻呼吸 ・頻脈または著明な徐脈 ・SpO_2低下
視診	・呼吸様式の変化(起坐呼吸を含む) ・心尖拍動 ・頸静脈怒張
聴診	・Ⅲ音,Ⅳ音 ・crackle, wheeze
打診	・胸部の打診(心拡大,胸水貯留の確認)
触診	・脈の整・不整 ・交互脈 ・末梢冷感
その他	・起坐呼吸 ・下腿浮腫

心不全は心臓機能低下により必要循環血液量を保つことができず，臓器低灌流，うっ血をきたす症候群である．症候群であるため，右心不全/左心不全，急性心不全/慢性心不全，収縮不全/拡張不全など様々な病態に分類され，その病態に応じて適切な治療がある．また，時間経過とともに病態が変化していくことも稀ではない．

心不全患者における身体診察は，その変化する病態の中で適切な治療を判断するために非常に重要である．様々な身体診察所見，検査所見から複合的に考慮して，現在の病態を適切に判断し，診療に当たってほしい．

心不全の病態と身体診察

心不全の治療方針に直結する分類として Nohria-Stevenson 分類 表1 が有名である．これは**心機能低下による低灌流（拍出不全）**と，**その結果起こるうっ血**を身体診察の観点から評価できるようにしたものである．

うっ血所見は体液貯留を示すものであり，治療に際しては利尿薬などを想起できる．一方で，低灌流所見からは心拍出を増加させるための後負荷軽減や強心作用をもつ薬剤を想起することができる．極論をいってしまえば，心不全の身体診察の基本はこの2点に注目すればよい．

心臓の解剖

胸骨の左側に心臓が位置することは非医療従事者でも知っている．さらに右心室は体の前面にあり，胸骨左縁では右心室が前面に，心尖拍動の観察できる場所でようやく左心室の心尖部が体表面側から近い状況となる．**左心室は基本的にはほとんど体の後ろ側にある** 図1．

心不全を疑って身体診察を行う際には，解剖だけではなく，生理学の知識も最低限必要である．心臓は収縮および拡張を繰り返すが，心室と心房ではこのタイミングが少し解離する．

表1 Nohria-Stevenson 分類

		うっ血所見	
		なし	あり
低灌流所見	なし	プロフィールA dry & warm	プロフィールB wet & warm
	あり	プロフィールL dry & cold	プロフィールC wet & cold

起坐呼吸・浮腫・頸静脈怒張などのうっ血所見と末梢冷感・臓器障害（腎障害など）などの低灌流所見から分類した，身体診察をもとにした心不全の分類．

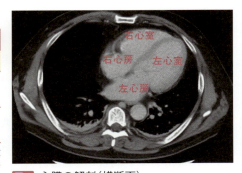

図1 心臓の解剖（横断面）
右心室は前面に，左心房は背面側に位置している．

診察の極意

　上述のとおり，心不全の病態は常に変化しており，それに伴って身体診察所見も変化する．心不全の患者では**身体診察を繰り返し行い，変化をとらえることが重要**である．
　ここでは心不全患者にルーチンで行うべき身体診察について述べる．

視診

　まず全身状態を観察する．この時点でバイタルサイン（呼吸数の増減，意識状態など）の確認を行う必要がある．バイタルサインの詳細は他項（→ p 2）を参照してもらうとして，心不全ではまず起坐呼吸の有無が重要である．また心不全患者への問診では，**睡眠時の枕の高さ**を聴取すると診断の参考になる（心不全患者は体を起こしたほうが楽なので，高めの枕を好む）．
　全身をさっと観察した後，各所の視診に移る．

■ 頸部：頸静脈怒張

　頸静脈圧の測定方法は次項の「頸静脈圧（JVP）の測定」（→ p 87）を参照してほしい．心不全患者においては基本的病態として中心静脈圧上昇が起こっていることがほとんどであるため，内頸静脈の怒張を認める．外頸静脈との区別が問題になることが多いが，体表エコーを用いることで理解が深まる．中心静脈穿刺などを行うとわかるが，図2をみて明らかなように，外頸静脈に比して**内頸静脈はかなり深い**．

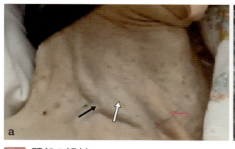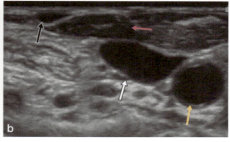

図2 頸部の解剖
➡:外頸静脈,⇨:内頸静脈,➡:胸鎖乳突筋,⇨:総頸動脈
外頸静脈は表層に位置し血管の走行を確認できるが,内頸静脈は胸鎖乳突筋の裏面に位置するため,血管の拍動を観察する.

当然,**青くは観察されない**(静脈が皮膚の上から青く観察されるのは皮膚直下のみである).

■ 頸部:abdomino-jugular reflux

頸静脈怒張と同様に中心静脈圧(CVP)の上昇を非侵襲的に観察する方法で,一般的に心不全に特異的とされる所見である.収縮性心膜炎や拘束性心筋症,右心系の障害がある場合にも観察される.

■ 方法

腹部中央を10秒間強く圧迫し,頸静脈を観察する.正常では腹部の圧迫でも頸静脈波は上昇しないか,上昇しても数心拍でもとに戻る.圧迫中の頸静脈波の低下も陰性に含む.**圧迫解除で4 cm以上の急激な頸静脈波の低下がある場合を陽性とする**[1].臨床現場では,圧迫解除の瞬間,頸静脈怒張が残るような場合は強く心不全を疑うということでよいだろう.

圧迫中に上昇する現象は直接右心房圧を反映し,圧迫終了まで上昇が継続するようであれば左心房圧を反映すると考えられている.解剖学的にも病態生理的にも右心房圧に強く相関するが,歴史的には左心房圧(肺動脈楔入圧)をみる所見として進歩してきたことに注意してほしい.

頸静脈怒張があまり強くない状況で,腹部圧迫により頸静脈波を同定できるようになることが,心不全の身体診察の第1の所見となり,急激な消失(reflux陽性)は左心房圧上昇の所見となることがある.

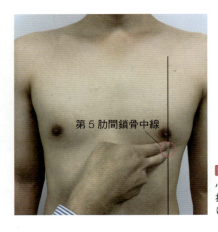

図3 心尖拍動の診察部位
心尖拍動は指先に意識して触診を行う．2横指以上あるいは2肋間以上拍動を触れる場合は異常である．

■ 胸部：心尖拍動

　胸部でみるべきは心尖拍動である．心尖拍動の位置によって心拡大の有無を判断する．心尖拍動は通常は仰臥位で第5肋間鎖骨中線付近に認める **図3**．仰臥位で**心尖拍動が鎖骨中線よりも外側に存在する場合は心拡大**（LR 3.4），駆出率低下（LR 10.3），肺動脈楔入圧の上昇（LR 5.8）の確率が高くなる[2]．

　また，心尖拍動はやせ型の人で観察しやすく，肥満患者では視診では観察が困難な場合も多い．仰臥位よりも心尖部が胸壁に近づく**左側臥位で触知**しやすくなる．心尖拍動の観察と同時に触診も行う（特に強さと持続時間に気を付ける）．

　実臨床では，心拍数が多い場合に心臓の拍動が観察されやすい．hyperkineticな甲状腺機能亢進による心不全などでは，特に持続時間が短く，強い心尖拍動は特徴的である．頻拍により持続的に心腔が拡張しているためである（胸壁に圧着しやすくなるイメージである）．甲状腺機能亢進にかかわらず心機能が低下していても，著明な頻拍時には右室および左室の拍動は顕著に観察されるうえ，脈拍コントロールで変化するため，注意深く観察してほしい．

■ 四肢：浮腫

　全身を視診し，浮腫がないかを確認する．心不全では四肢の浮腫が観察されやすい．ただし，寝たきりの場合は背部，殿部の浮腫にも注意する．浮腫の診察法は触診の項（➡ p 79）で述べる．

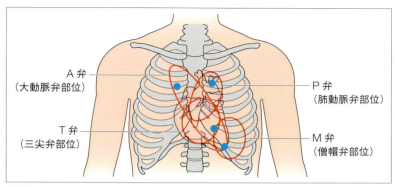

図4 心臓の聴診部位
最強点（青丸）を聴取する領域（赤線部）を分けて認識する．

聴診

まずは2RSB，2LSB，3〜4LSB（erb），心尖部の4領域を膜型で聴診する．一般的に4領域は 図4 のとおり，それぞれA弁，P弁，T弁，M弁領域に当たる．なんといっても，Ⅰ音とⅡ音を区別できなくては話が進まない．そのうえで過剰心音の有無，雑音の有無を確認する．最終的にこれらの心音を同定した後に，総括を行うことが重要である．step by step アプローチとして，以下の流れが一般的である．

■ step by step アプローチ
① まずⅠ音，Ⅱ音を同定する．
② 過剰心音：Ⅲ音，Ⅳ音の有無を確認する．
③ 心雑音の有無を確認する．
④ 心雑音があれば収縮期雑音と拡張期雑音で分類する．
⑤ 心音の総括を行う：実際に心音を言語で表現できるようにする（例「Ⅰ音，Ⅱ音を聴取しますが，過剰心音は聴取されません」「Ⅰ音とⅡ音の間に雑音を聴取し，収縮期雑音と分類しました」）．

■ Ⅰ音とⅡ音の同定の原則

基本的に2RSBから心尖部にかけて聴診するに従い，Ⅰ音が大きくなり，Ⅱ音が小さくなる．これは inching technique といって，Ⅰ音・Ⅱ音の鑑別の基本となる．もちろん，脈を触れながら聴診することで収縮期を判別したり，拡張期は収縮

期より長いことからリズムでⅠ音・Ⅱ音を判断することもある．これらの手法を統合して聴診を行う．

■ Ⅰ音・Ⅱ音の同定の原則
① 収縮期と拡張期では拡張期が長い
② inching technique
③ 心音の大きさの違い
④ 心音の高さの違い
⑤ 脈拍を触れるタイミングが収縮期であり，その前後がⅠ音，Ⅱ音であること

＊

　心尖部領域ではベル型聴診器でも聴診を行う．**ベル型聴診器は胸壁に触れる程度で弱めに当てる**．リットマン®ステソスコープ カーディオロジーⅢ™（2016年4月にⅣが発売された）の一面で強くまたは軽く当てるという方法や，聴診器の種類を強調する医師も多いが，筆者らは電子聴診器を使用しており，レンジ拡張モードで聴取するのが一番楽である．ただ，**聴診器の種類や方法はどれでもよいので**，それぞれに精通してほしい．

　Ⅱ音では分裂の有無，雑音では収縮期/拡張期のどちらで聴取するのか，雑音の大きさ（Levine Ⅰ〜Ⅵ度），最強点，性状に注意して聴診を行う．

■ 過剰心音（Ⅲ音・Ⅳ音）

　40歳以下では生理的にⅢ音を聴取する場合もあるが，40歳以上では異常であり，拡張早期の充満が過剰な場合に発生する．一般的にうっ血性心不全の際に聴取されるといわれているが，臨床的にはかなり聴取しにくい．過剰心音は低音であるため，ベル型聴診器で聴取しやすいというより，**ベル型聴診器でしか聞こえないつもりでよい**．さらに心音としてはⅠ音・Ⅱ音とは異なり，**圧力として感じてほしい**．

　Ⅳ音は急性冠症候群および心筋梗塞などの際に臨床現場でよく聴取される．救急外来ではこれらをよく聴取できるものと思って聞きたい．

　心不全ではⅢ音・Ⅳ音の両方が出現し，俗にいわれるquadruple rhythmとなることもある（Ⅲ音・Ⅳ音をそれぞれgallopといい，両方揃う場合をquadruple rhythmというが，一般的にはgallop rhythmで通用するだろう）．

　音の出現するタイミングとしては，Ⅲ音はⅡ音のすぐ後，Ⅳ音はⅠ音の直前である．Ⅲ音は「おっかさん：お（Ⅰ），か（Ⅱ），さん（Ⅲ）」，Ⅳ音は「おとっつぁん：お（Ⅳ），と（Ⅰ），つぁん（Ⅱ）」のタイミングで出現するというのが一般的であるが，

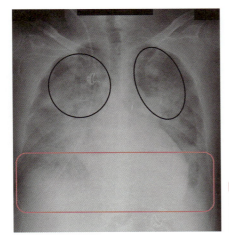

図5 うっ血性心不全のX線
55歳の男性．wheezeを聴取（黒線部）．両肺野全体にcoarse crackleがあり，呼吸音は低下していた（赤線部）．

他の正常の心音をよく聴取してリズムを覚えていると，なんとなくこのリズムは普段と違うことがわかってくる．このリズムの違いを中心に聴診するとよい．慣れてくるとよくわかるが，この違和感こそが過剰心音の同定のすべてに近い．

■ crackle/wheeze　図5

肺野の聴診は他項（→ p 110）を参照してほしいが，心不全は肺炎などより比較的急激に副雑音が変化し，胸部X線写真などとの比較も可能であり，理解しやすいだろう．

■ 方法・ポイント

肺野は左右の差を考慮しながら膜型を用いて聴診する．特に浮腫と呼吸音の相関を確認しながら行う．浮腫はほとんど軽減しているのに呼吸音で異常が残る場合には，慎重に体液貯留の所見を確認し，血管内容量評価を行う必要がある．左心不全ではwheezeやcrackleが聞こえるので，注意する．

胸水貯留がある場合は呼吸音の低下がみられる．体位で変化するので身体診察の腕の見せどころである．立位・座位では下肺野で顕著であるが，仰臥位では背側である．

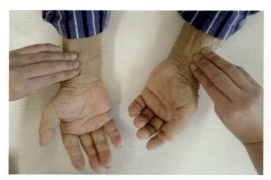

図6 橈骨動脈の触診
両側同時に第2〜4指で左右差に意識しつつ触れる.

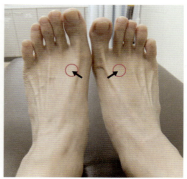

図7 足背動脈の位置
足背動脈は長母趾伸筋腱と第2趾長伸筋腱の間に位置する. 母趾を伸展させると同定しやすい.

触診

■ 脈拍

脈拍の触診法

　動脈の触知によって脈拍数の測定,脈拍波形の推察ができる.収縮期血圧60 mmHg以上で頸動脈,70 mmHg以上で大腿動脈,80 mmHg以上で橈骨動脈が触知でき,ショックの際にだいたいの血圧を即時に把握するのに役立つ.

　基本的に脈の診察は橈骨動脈を触知して行う.両側同時に第2〜4指の腹で触知する 図6 .脈の速さ,大きさ,波の形,左右差の有無に注意する.**検者の両手を交叉して,橈骨動脈を触知する**ことも,バイアスを防ぐ意味で有効な方法である.近位部側(図6 では第4指)で強さを変更しながら,ある程度の圧評価を同時に行うことも可能である.大動脈弁狭窄症では速脈,大動脈弁閉鎖不全症では遅脈や二峰性脈,心タンポナーデでは奇脈が認められることがある.大動脈解離,大動脈炎症候群では上肢の血圧の左右差がみられる場合があり,脈の大きさの左右差として触知可能である.

　下肢の動脈触診におけるtipsとして,膝窩動脈は表在の他の動脈と異なり,**遠くに圧を感じるように触知**することがポイントである.完全に動脈拍動の全容を理

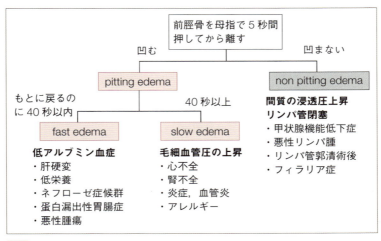

図8 浮腫の鑑別

解しようとするより，そこにあるかないかの定性評価を行えるようにしておくべきである．足背動脈および後脛骨動脈の触診は透析患者における重症下肢虚血（critical limb ischemia：CLI）の評価において必須である．足背動脈は母趾伸筋腱の外側を走行しているため，浮腫などでわかりにくい場合は母趾を伸展させて母趾伸筋腱を明確にし，その外側で探すとわかりやすい 図7．どちらも解剖学的にわかりやすい場所にある．両方触知できない場合には，追加で毛細血管再充満時間（capillary refill time，➡p18）を観察してほしい．褐色化しているようでも，一部の赤色部で評価することが臨床的に非常に重要である．

■ 浮腫 図8

浮腫は**前脛骨面と足背**でわかりやすい．もちろん高齢者など**寝たきりであれば，浮腫は背部に移動**するので注意する．前脛骨面を母指で5秒間押して離す．母指を離した後にその部位を指で触って凹みを確かめる．高齢女性などでは心不全がなくとも浮腫が出ることは多い．図8 のようにアルゴリズム化されており，若年者での鑑別には非常に有用であるが，加齢に従い病像がオーバーラップしてくる．心不全患者は高齢化してきているので，注意しなければならない．

さらには分類にかかわらず，浮腫が顕著になった場合には表皮が剝離しやすく，侵入門戸となった感染症が難治となり，再発しやすい．前述のような動脈側での血

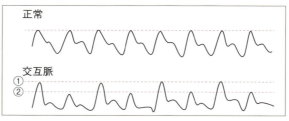

図9 交互脈の波形と触知のポイント
上腕動脈をマンシェットで圧迫し，橈骨動脈を触れながら圧を下げていくと，①と②の間から②以下になると突然脈拍数が倍触れる．

流不全を伴う場合には，さらに治療抵抗性となり，壊死に至ることも少なからずある．繰り返すが，重症下肢虚血という概念も理解しながら診察してほしい．

■ 交互脈 図9

強い脈拍と弱い脈拍が規則的に交互に出現することをいう．**脈拍が正常な患者に交互脈があれば，虚血性・弁膜性心疾患，高血圧，特発性心筋症などによる重度の左心不全が示唆**される．機序には諸説あり，一定の見解は得られていない．

集中治療室・麻酔中に使用する stroke volume variation（SVV）*も脈の大きさの変化を観察することで体液量評価を行うが，これは1拍ごとの脈の変化ではなく，吸気呼気によって脈圧が変動することと関連する．時間単位の変化量が触診で理解できるようになれば physical master といってよいだろう．

■ 方法・ポイント

交互脈を顕著にするのが上腕のマンシェットによる圧迫である．橈骨動脈を触知しながら，通常どおりに収縮期血圧を測定する．図9の①の高さでコロトコフ音を聴取しはじめた後，マンシェットの減圧をやめる．するとマンシェットの圧は①と②の間の高さとなり，強い脈拍しか触知できない．さらに減圧をし，②の圧を下回ると弱い脈拍も触知できるようになり，突然脈拍数が2倍となる．通常①と②の較差は 15〜20 mmHg である．この方法はどこかで聞いたことがあるかもしれな

＊SVV：1回拍出量の呼吸性変動のこと．通常呼気時に全負荷が上昇するため，1回拍出量が増加する．SVVが大きいと前負荷が少ないことが示唆され，輸液への反応性の指標としても使われている．

い．そう，奇脈である．奇脈も同様に呼吸性変動に合わせて血圧が変わるので，タンポナーデ・心嚢穿刺直前患者などで奇脈を評価できるようにしておきたい．

■ 末梢冷感

患者の手足に触れるだけで，簡単に末梢循環不全の有無を推察できる．

心不全の患者で末梢冷感を認めれば，**全身状態を再度評価**する必要がある．これは Nohria–Stevenson 分類 表1 の cold に当たり，生命の危機に瀕しているか，心拍出量が不足している可能性が高い．

心不全診察の落とし穴！

💥 心不全の背景にある原疾患（特に虚血性心疾患）を見逃さない！

身体診察のみでは評価が難しい虚血性心疾患を見逃してはならない．胸痛，嘔気などの自覚症状，冷汗，動悸などの症状に加えて末梢冷感などの低心拍出量の身体所見がある場合には特に注意する．病歴聴取に加えた全身評価であるため，虚血以外にも心不全の背景疾患に注意する必要がある．

💥 心不全か，肺炎か？

心不全を疑う前述の身体所見に加え，両側肺野に肺副雑音が聴取され，胸部X線写真で肺野の浸潤影も認めることが多々ある．心不全と肺炎の鑑別は難航するため，重複していると考えることが妥当である．いわゆる急性肺障害（acute lung injury：ALI）を併存していると考えられる場合には身体診察のみで評価せず，むしろ積極的に画像などの種々の検査機器を用いて，他分野のエキスパートとディスカッションすることが必要となる．

💥 心原性ショックを見逃すな！

一見，収縮期血圧が保持されていても全身の循環動態が破綻している状況は，前述の末梢循環や腸管虚血症状，尿量などにも注意が必要である．急性大動脈弁閉鎖不全など，収縮期血圧が保持されているにもかかわらずショックという状況は，次なる侵襲的加療が必要になるため注意する．

文献

1) Ewy GA：The abdominojugular test：technique and hemodynamic correlates. Ann Intern Med 109：456-460, 1988.
2) Eagle KA, et al：Left ventricular ejection fraction：physician estimates compared with gated blood pool scan measurements. Arch Intern Med 148：882-885, 1988.
3) Ryan JM, et al：The influence of advanced congestive heart failure on pulsus alternans. Circulation 12：60-63, 1955.
4) Ponte DF, et al：Characterization of crackles from patients with fibrosis, heart failure and pneumonia. Med Eng Phys 35：448-456, 2013.
5) Cowie MR, et al：Survival of patients with a new diagnosis of heart failure：a population based study. Heart 83：505-510, 2000.
6) Jang T, et al：Jugular venous distension on ultrasound：sensitivity and specificity for heart failure in patient with dyspnea. Am J Emerg Med 29：1198-1202, 2011.
7) Berkenstadt H, et al：Stroke volume variation as a predictor of fluid responsiveness in patients undergoing brain surgery. Anesth Analg 92：984-989, 2001.

（時岡紗由理・水野　篤）

COLUMN 2

困った時は大泥棒の言葉を──Suttonの法則

　リンパ節腫脹の原因を正確に診断するのは，はっきりいって難しい．それゆえ原因検索のために思わず多くの抗体検査や腫瘍マーカー，画像検査をオーダーしてしまいたくなる．その気持ちは非常によくわかるのだが，そんな時に思い出してほしいのが「Sutton's low（サットンの法則）」だ[1]．

　Willie Sutton（1901-1980）は，人を一度も殺めることなく幾度も銀行強盗を成功させたという世紀の大泥棒である．彼がある記者から取材を受けた時，「なぜ銀行を襲うのか」と聞かれた．彼はこう答えたという．「Because that's where money is（そこに金があるからさ）」

　この言葉を医学界に応用できないかと考えた人がいた．Yale大学教授のWilliam Dock医師である．ある日，Dock医師は教育回診をしている時，原因不明の肝障害をきたしているプエルトリコ出身の女性を診察し，学生と研修医たちに「君たちはSuttonの法則を知っているかね？」と聞いた．当時の医学生や研修医たちは肝障害の原因を明らかにしようとルーチンの検査や座学を進めていくことに時間を費やしていた．Dock医師はそれに対して「彼女の肝臓を傷つけている"何か"がそこにあるのだから，なぜそれを調べることに時間を費やそうとしないのか」というメッセージを大泥棒Suttonの言葉を通して送ったのである．その後，原因検索のためその女性の肝生検が行われ，病理医からいったんは「陰性」という結果が返ってくるのだが，Suttonの法則の話に深く感銘を受けた学生の1人が根気強く顕微鏡と格闘した結果，肝組織の中に小さな住血吸虫の卵を発見することができたのである．

　原因不明のリンパ節腫脹の診断を付ける際も，このストーリーと同様のことがいえる．結核性リンパ節炎や菊池-藤本病，Castleman病などリンパ節生検でしか診断が付かない疾患もあるため，無計画に不必要な検査を羅列するのでなく，時にはためらわずリンパ節生検を依頼してほしい．

文献
1) Sutton W, et al：Where the money was：The memoirs of a bank robber. Viking Press, p160, 1976.〈Willie Suttonの大泥棒人生を綴った自叙伝．本書で興味が湧いた人は手に取ってみてはいかがだろうか〉

（梶　有貴）

循環器系
肺塞栓を疑った時の身体診察

肺塞栓を疑った時に意識する身体診察

バイタルサイン	• 頻脈 • 頻呼吸 • SpO_2 低下
視診	• 頸静脈圧（jugular venous pressure：JVP）上昇 • 片側性の下肢腫脹
聴診	• II_P 音亢進 • II 音分裂
打診	―
触診	• 傍胸骨拍動

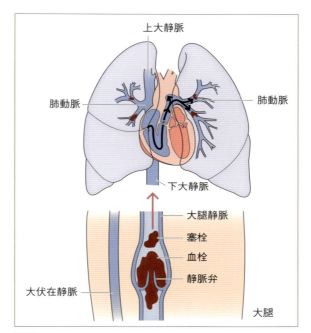

図1 肺塞栓の病態生理
90％以上の症例で骨盤内の深部静脈血栓が下大静脈を経由し肺動脈を塞栓する．太い肺動脈が塞栓する場合と，末梢の肺動脈が塞栓する場合がある．

　肺塞栓は，わが国では年々増加傾向にあり，決して稀な疾患ではない．CT施行時に偶然発見されるような症状に乏しい軽症例から致死的な重症例まで，重症度は様々である．診断の遅れや見逃しによって死亡に至ることもあり，早期診断と治療が重要である．典型的な症状は呼吸苦や胸痛であるが，非典型的な症状の時でもリスク因子，突然発症の病歴，バイタルサインから，肺塞栓を疑って身体診察することが診断に重要である．

肺塞栓の病態と身体診察 図1

　肺塞栓は，90％以上が下肢や骨盤内の深部静脈血栓が原因となる[1]．静脈血栓はVirchowが1856年に提唱した3大因子，①凝固能の亢進(プロテインC欠乏症，プロテインS欠乏症，アンチトロンビン欠乏症など)，②静脈血のうっ滞(長期臥

床，長距離飛行，肥満，妊娠など），③静脈壁の損傷(手術による損傷，外傷・骨折，熱傷など)が，多くの場合複合的に関与することにより形成される[2]．また，静脈血栓は下腿が特に好発部位で，静脈ポケットや静脈うっ滞部位から血栓が生じて，膝上まで進展すると塞栓を生じることが多い．飛んだ血栓は下大静脈を通って，肺動脈を閉塞することにより肺塞栓を生じる．

正常な心肺機能の症例でも肺血管症の約75%以上が閉塞した場合には，右心室の収縮能が限界を超えることなどにより心拍出量を維持できずにショックに至る[3]．

肺の血管の解剖

肺塞栓の症状を理解するためには，肺の血管系の解剖学的特徴を理解しておく必要がある．

肺は肺動脈と気管支動脈の二重支配である．肺動脈は肺胞でガス交換するために右心系から肺へ送る肺循環系の血管である．一方，気管支動脈は気管支および肺組織に酸素と栄養を供給する体循環系の栄養血管で，心拍出量の1～2%の血流量がある．胸部大動脈から分岐し，肺門から肺に進入し，気管支とその枝に沿って走行し，気管支壁で毛細血管となって酸素と栄養を供給する 図2 ．一部胸膜にも分布する．この肺動脈と気管支動脈の二重支配のため，下肢から生じた血栓が肺動脈を閉塞して肺塞栓を生じても，肺が壊死して肺梗塞を生じる確率は10～15%程度と少ない．肺梗塞に至った場合には胸痛だけでなく，発熱や胸膜痛，血痰など特徴的な症状を呈することがある．

診察の極意

本項では，肺塞栓を疑う際に，診察前あるいは診察時にまずバイタルサインを確認し，絞り込みを行う診察までの流れを述べる．診察する時は患者の右側に立って行う．また，**肺塞栓を示唆する血行動態を意識して診察する**とよい 表1 ．

バイタルサイン

■ 脈拍

100回/分以上の頻脈は単独所見で有用性は認めないが(陽性尤度比　有意差な

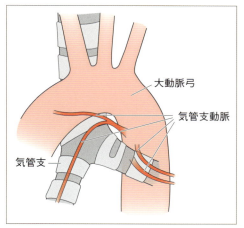

図2 気管支動脈の解剖
肺は肺動脈と気管支動脈の二重支配で，気管支動脈は大動脈から直接分岐し，肺組織への酸素・栄養供給をする．

表1 肺塞栓の血行動態を反映した異常所見

血行動態指標	異常所見
右心房圧	頸静脈圧上昇
	下腿浮腫
右心室圧	傍胸骨拍動
肺動脈圧	II_P 音亢進
	傍胸骨拍動

右心系のどこの圧が上昇しているか，考えながら診察するとよい．

し），90回/分以下の脈拍数は肺塞栓の確率を低下させる（陽性尤度比0.3）[4]．

■ 頻呼吸

30回/分以上の頻呼吸は有用である（陽性尤度比2）[4]．

■ SpO₂低下

室内気での PaO_2 が80 mmHg以下の低酸素血症は肺塞栓の診断に有用ではなく（陽性尤度比1.2），同様に SpO_2 低下所見は診断に有用ではない[4]．

視診

> **頸静脈圧（JVP）の測定**
>
> 肺塞栓で肺高血圧を呈している場合は右心房圧上昇に伴う頸静脈の視診が有用である．まずは右頸部を観察し，頸静脈を観察する．90°座位ではっきりしない場合には，診察台では枕を調整して30°の姿勢とする．ストレッチャーなどでは45°の姿勢とする 図3．その後に，左側に少し顔を向けて，接線方向に光を当て，頸静脈を観察する 図4．**体位と呼吸により変動し，収縮期に陥凹する拍動を呈する内頸静脈を同定する**
> 図5．もし，内頸静脈の拍動がみつけられなければ外頸静脈を探す．

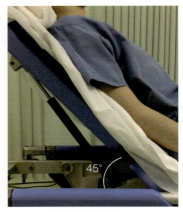

図3 ストレッチャーでの45°の姿勢

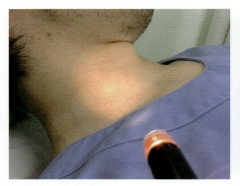

図4 頸静脈の観察
内頸静脈の拍動診察は容易ではないため，接線方向に光を当て，観察する視線も接線方向にする．

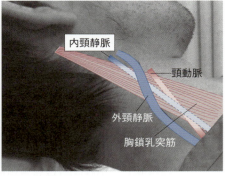

図5 内頸静脈の部位（30°の姿勢）
外頸静脈は表層に位置し血管の走行を確認できるが，内頸静脈は胸鎖乳突筋の裏面に位置するため，血管の拍動を観察する．

　どのような体位であっても，**内頸静脈の拍動の最高点が垂直距離で胸骨角よりも3 cm以上の場合**，右心房から胸骨角までの垂直距離は5 cm程度で，3 cm＋5 cm＝8 cmのため，右心房から頸静脈まで8 cm以上と推定され，右心房圧上昇を示唆する **図6**．もし，頸静脈観察でJVP上昇所見を認める場合には，実際にカテーテル検査でも中心静脈圧が上昇しており（陽性尤度比9.7），多くはうっ血に伴う右心不全が原因となる[5]．

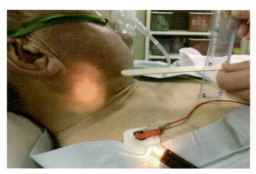

図6 内頸静脈の拍動の高さ
Luis角（胸骨角）に，地面から垂直に定規を立て，拍動のトップの高さを測定する．

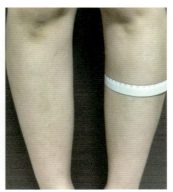

図7 両下腿周囲長の左右比較

■ 片側の下肢腫脹

　深部静脈血栓の重要な所見として**片側の下肢腫脹**がある **図7**．左右の腓腹部が非対称で，周囲の長さの差が2 cm以上あれば異常と考える（陽性尤度比 2.1)[6]．その他の所見として，表在静脈の怒張（陽性尤度比 1.6)[7]，皮膚の紅斑がある．

聴診

　肺塞栓で肺高血圧を呈している場合は聴診が有用である．II_A音が早まり，II_P音が亢進してII音が分裂することがある．通常心拍では拡張期が長いためI音とII音を容易に識別することができるが，肺塞栓の場合は前述のとおり頻脈になっていることが多く，識別に聴診部位や呼吸性変動などを利用することがコツである．

■ II_P音亢進

　II_P音は**胸骨左縁第3肋間で聴診する 図8**．同部位で通常はII_A音＞II_P音のため，II_A音＜II_P音となっている場合にはII_P音亢進と判断し，肺高血圧の重要な手がかりとなる．

■ II音分裂

　明瞭なII_P音を胸骨左縁第3肋間で聴取したら，**呼吸性変動をみる**．吸気と呼気いずれもII音が分裂していれば肺高血圧があると考える **図9**．また，心尖部でII音の分裂が聞こえるか確認するのもよい．通常，心尖部ではII_A音のみ聴取する．

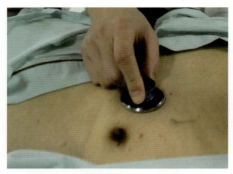 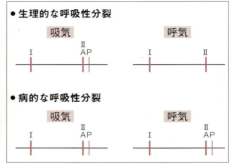

図8 胸骨左縁第3肋間におけるⅡp音亢進の聴診
Ⅱp音が亢進すると第3肋間でⅡ音が極端に大きく聞こえる．

図9 呼吸によるⅡ音分裂
生理的な分裂は吸気に静脈還流が増え，Ⅱp音が遅れることによる．肺塞栓では肺動脈閉鎖にさらに時間がかかるため，吸気・呼気ともに分裂する．

そのため，心尖部では呼吸に関係なく，Ⅱ音が分裂していれば異常である．Ⅱp音亢進を意味し，肺高血圧を疑う．

■ 肺動脈弁逆流性雑音

胸骨第2肋間左縁で聴取され，拡張早期に高調音を呈する．高い肺動脈圧により大動脈弁逆流に似た高調音となる．肺高血圧に伴う肺動脈弁閉鎖不全で生じる．

打診

肺塞栓および深部静脈血栓の場合，特異的所見を認めない．場合によっては，心尖拍動や心臓の大きさの確認に有用なことがある．

触診

■ 傍胸骨拍動

仰臥位で胸骨左縁第2〜4肋間に手掌全体で触れると，収縮期に手掌を持ち上げるような拍動を認める 図10 ．この所見は，肺動脈狭窄がなければ右心室圧上昇を示唆し，肺塞栓の診断の可能性が上昇する（陽性尤度比 2.4）[8]．

■ 下肢圧痛と索状物触知と皮膚温左右差

下肢の圧痛や，索状物触知（陽性尤度比　有意差なし）の有無は深部静脈血栓の診断的価値は乏しい．しかし，皮膚温の左右差（陽性尤度比 1.4）は深部静脈血栓症の

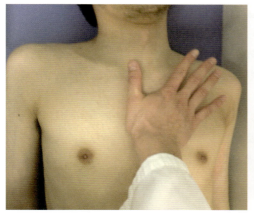

図10 傍胸骨拍動の触診
右心室は胸の前方に位置するため右心系の圧が高くなると，傍胸骨に拍動を触れる．

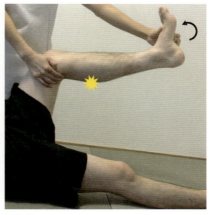

図11 Homans 徴候
患側の膝を屈曲させ，足関節を背屈させると腓腹部に痛みが生じる．

可能性を上昇させる[7]．

■ Homans 徴候，Luke 徴候，Lowenberg 徴候

　膝を屈曲位として足関節を急に背屈させると腓腹部の疼痛が誘発される所見をHomans 徴候という 図11．抗凝固薬がまだ使用されていない 1941 年に Homans がこの所見を使用するようになったが，現在では感度，特異度が低く，あまり診断に有用とはみなされていない[7]．

　立位により下肢や腓腹部の疼痛が増強する所見を Luke 徴候といい，血圧計により腓腹部を加圧すると健側より 20〜30 mmHg 低圧で疼痛が出現する所見を Lowenberg 徴候という．これらの所見はいずれも深部静脈血栓を示唆するが，これもあまり診断に有用とされていない．

肺塞栓診察の落とし穴！

「呼吸苦や胸痛」を呈さない肺塞栓に注意！

　呼吸苦や胸痛が肺塞栓症状としては多いが，発熱や咳嗽症状を訴えて受診する肺塞栓も 1 割程度存在する[2]．また，無症状のこともあり，臨床医は患者本人の訴えだけから肺塞栓を疑うのは難しい症例があることを理解しておく必要がある．

💥 SpO_2 が低下していなくても肺塞栓は否定できない！

　SpO_2 低下を生じているにもかかわらず，胸部 X 線写真にて明らかな異常影がない時には，必ず肺塞栓を疑う必要がある．しかし，バイタルサインの異常として SpO_2 が低下せずに，頻脈や頻呼吸症状だけを呈する肺塞栓がある．非典型的な症状でも，最近の入院による臥床生活や飛行機による渡航歴などのリスク因子となる病歴聴取を丁寧に行うことが重要である．バイタルサインで SpO_2 が低下していなくても，説明のつかない頻脈や頻呼吸を呈する時には肺塞栓を疑い，**頸静脈圧上昇**，**片側の下肢腫脹**，**Ⅱ_P 音亢進やⅡ音分裂の聴取**，**傍胸骨拍動**などの身体所見の異常がないか確認するとよい．

文献

1) Tapson VF：Acute Pulmonary Embolism. N Engl J Med 358：1037–1052, 2008.
2) 日本循環器学会：肺血栓塞栓症および深部静脈血栓症の診断・治療・予防に関するガイドライン（2009 年改訂版）．
3) 太田覚史：総論　疾患概念と病態，治療の進歩と予防．臨床画像 31(1)：4–19, 2015.
4) Hoellerich VL, et al：Diagnosing pulmonary embolism using clinical findings. Arch Intern Med 146：1699–1704, 1986.
5) Davison R, et al：Estimation of central venous pressure by examination of jugular veins. Am Heart J 87：279–282, 1974.
6) Criado E, et al：Predictive value of clinical criteria for the diagnosis of deep vein thrombosis. Surgery 122：578–583, 1997.
7) Kahn SR, et al：Clinical prediction of deep vein thrombosis in patients with leg symptoms. Thromb Haemost 81：353–357, 1999.
8) Stein PD, et al：Clinical characteristics of patients with acute pulmonary embolism：data from PIOPED Ⅱ. Am J Med 120：871–879, 2007.

（西口　翔）

COLUMN 3

身体所見の流行り廃り

　筆者がタイ・バンコクのマヒドン大学臨床熱帯医学大学院に在籍していた時に，各国から集まった医師たちで身体所見の取り方が異なり，多々議論になった．皆，その場で PubMed を調べ，どちらも正しい，やれ感度・特異度がこちらのほうが高いなど，白熱した論戦が頻発していた．世界中から集まった医師はそれほど身体診察が好きであった（というよりもほとんどの国で検査が日本ほど簡単にできないため，身体所見を重視しているようだ）．

　身体所見の取り方が異なる原因を筆者なりにいろいろと考えたが，はっきりしているのは日本で普及している身体所見の主流は，米国のとある教科書から来ているということだ．一方で英国や EU，インドなどは主に英国系の教科書の流れを汲んでいる．筆者の属していたマヒドン大学は米国系であったし，隣国ミャンマーの医師は 6 人中 6 人が英国系の教科書で学んでおり，それらの違いをとても新鮮に感じた．

　たとえば，本書（➡ p 63）にも登場する，髄膜炎を疑った時の有用な身体所見である Jolt accentuation は，内原俊記先生が 1991 年に『Headache』に発表したものである．日本の研修医は誰もが知っている有名な所見だが，各国から留学していた同期の医師に筆者が自信満々に話したところ，誰も名前すら知らず衝撃であった．それもそのはず，PubMed で Jolt accentuation を調べれば 2017 年 1 月末時点で 9 件，そのうち日本人が筆頭著者の論文が症例報告を入れて 7 件である．

　身体所見の研究は検査前確率の違いや，そもそも診察を行う医師個人の技量に大きくバイアスがかかる（心音でⅢ音・Ⅳ音を聞き分けるなど）ために，研究結果の是非を一概に言えない点もある．ただ間違いないことには，身体所見の教育はその環境・文化での流行り廃りが存在し，著名な医師が声高に叫べばそれが普及するし，逆もまたしかりだ．いずれにしても，習熟した臨床医が適切に行えば有用な身体所見を身につけないのはもったいない話である．

〈和足孝之〉

循環器系

感染性心内膜炎を疑った時の身体診察

感染性心内膜炎を疑った時の身体診察の要点

バイタルサイン	● 体温(微熱〜高熱)
視診	● 眼：結膜点状出血(Janeway lesions) ● 皮膚：四肢末梢の点状出血・紫斑(Janeway lesions)，爪下線状出血(splinter hemorrhages)，指先端のOsler結節，下腿の隆起性点状紫斑(血管炎様所見) ● 関節：腫脹，発赤(単発〜非対称性) ● 口腔内：粘膜の点状出血(Janeway lesions) ● 頸部：頸静脈怒張の有無(心不全徴候) ● 浮腫：顔面〜両下肢(進行した心不全徴候)
聴診	● 心雑音：新規心雑音，既知の心雑音増強，逆流・駆出性，クリック音，心膜摩擦音(稀に心外膜炎併発) ● 呼吸音：胸膜摩擦音(右心系で胸膜炎合併)，下肺野両側性の捻髪〜粗雑肺胞音(心不全合併からの肺水腫)
打診	● 左季肋部叩打痛(脾梗塞合併) ● CVA叩打痛(腎梗塞合併) ● 脊柱叩打痛(脊椎炎・椎間板炎合併)
触診	● 肝臓・脾臓触知(肝脾腫) ● 関節腫脹熱感＆圧痛(多発単関節炎)または腱付着部圧痛 ● 腸腰筋(psoas)徴候(腸腰筋膿瘍) ● 脈拍：心房細動や房室ブロック
その他	● 眼底：Roth斑 ● 片麻痺・不全麻痺/単発運動障害(脳塞栓) ● 髄膜刺激徴候(髄膜炎合併)

感染性心内膜炎は心臓・心内膜を感染巣とした心疾患に分類されるものではあるが，症状と身体所見は心臓にかぎらず全身にわたり，多系統を侵す**全身性疾患**である．経過は急性（数日）〜亜急性（数週）〜慢性（数か月）と幅があり，その経過中に多種多様な自覚症状または身体所見を呈する．しかもどの1つの身体所見をとっても感度・特異度は高くはなく，心内膜炎に特異的でもないため，一見つかみどころがないが，逆説的にそれが**感染性心内膜炎の臨床像の特徴**ともいえる．感染性心内膜炎を診断するためには多様な自覚症状や身体所見を組み合わせて疾患を想起し，診断に寄与する特異的な検査の適応を考える必要がある．

感染性心内膜炎の病態と身体診察

　感染性心内膜炎が成立するには，以下のメカニズムが必要である 図1 ．
- 何らかの原因で心内膜の血管内皮にダメージがある箇所に，止血凝固系の作用で血小板–フィブリン凝血塊が付着し血栓性の小病変ができる．
- それと同時に，皮膚や粘膜の破綻部位や別の感染巣から起因菌が血管内に侵入し菌血症となり，その血栓性病変に起因菌が接着する．
- 心内膜上の血栓性病変で起因菌が定着繁殖し，さらに血小板–フィブリン凝血塊が増大し疣贅（vegetation）を形成する．

　そして，心内膜の疣贅病変に起因する心疾患と全身疾患の合併症をきたす．
- 弁膜および弁輪周囲が器質的に損傷し破壊される．
- 比較的急性の逆流性弁膜症をきたし，心不全および肺水腫をきたす．
- 弁輪周囲膿瘍が房室伝導路に及び重度の房室ブロックをきたす．
- 感染性疣贅病変を感染源とした持続的菌血症と菌塊の飛散により，起因菌が血行性に播種する．
- 全身に多発する塞栓病変や播種性感染巣を形成する．

*

　したがって身体診察においては単に胸部聴診で心雑音の有無をみるにとどまらず，上記のような心臓と全身の合併症の有無を確認する必要がある．

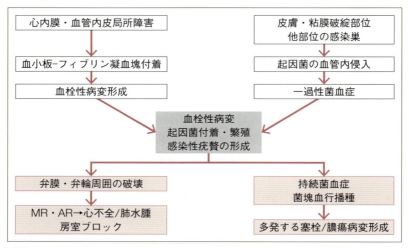

図1 感染性心内膜炎の病態と身体所見のポイント

感染性心内膜炎の病理学的解剖

　感染性心内膜炎の身体診察で心臓の聴診所見を理解するには，どの弁膜にどのような病変を形成しているかをよくイメージする必要がある **図2**．

　代表的な皮膚病変は四肢末梢の点状出血であるが，これは四肢末梢の毛細血管床に微小菌塊血栓が塞栓をきたしたことで破壊され，皮膚内で小出血をきたしたものである **図3**．

　塞栓をきたしやすい，脳・脾臓・腎臓および脊椎の各論的血行支配については割愛するが，各々臓器の血流の解剖学についても確認しておくとよい．

診察の極意

　感染性心内膜炎が鑑別診断に挙がる状況で，効率的な身体診察で有力な手がかりを得るために，確立された診断基準である Duke 基準に挙げられる身体所見（**心雑音，皮膚粘膜結膜の所見，眼底所見**）と，感染性心内膜炎の合併症で Duke 基準にはない身体所見を探すよう心がける．

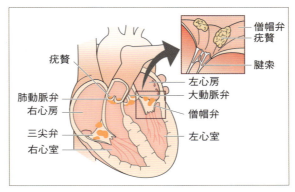

図2 感染性心内膜炎の心臓弁・心内膜の病変

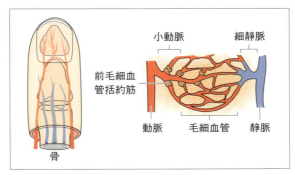

図3 四肢末梢の毛細血管床
毛細血管の動静脈吻合部で小菌塊が塞栓を起こす．

胸部聴診

■ 道具：聴診器

　一般に心雑音の聴取では，僧帽弁・三尖弁にはベル型聴診器，大動脈弁・肺動脈弁には膜型聴診器のほうが相対的に優れるとされるため，聴診器はベル型/膜型一体のタイプが適している．

■ 患者体位

　聴取したい弁膜が胸壁に近いほうが弁膜の雑音が聞こえやすいため，**僧帽弁の聴診には左側臥位，大動脈弁の聴診には座位前屈位**とするとよい 図4 ．

■ 呼吸位相

　吸気で右心系静脈還流が増加し，右心系心雑音が増強する．Valsalva 手技後の呼

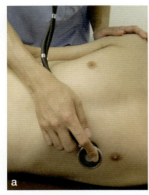 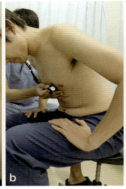 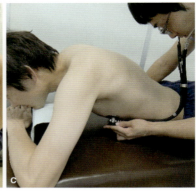

図4 胸部聴診の工夫
a：左側臥位．僧帽弁の逆流は左側臥位での心尖部が最も聴取しやすい．b：座位前屈，大動脈弁領域．c：腹臥位．感染性心内膜炎で大動脈弁が破壊された場合，逆流音として拡張期雑音が出現するが，音量が小さく聴取困難なことが多い．解剖学的に大動脈弁輪は前方にあるため，bやcのように前屈あるいは腹臥位で拡張期雑音を探すとよい．

気時では左心室容量が増加し，大動脈弁と肺動脈弁の心雑音が増強する．

■ 心雑音　図5

　比較的近年の感染性心内膜炎のコホート研究では新規出現心雑音は48％のケースで認められ，意外に頻度は多くない．感染性心内膜炎に特異的な心雑音があるわけではないが，**逆流性駆出性雑音を認めることが多い**．新規の逆流性心雑音を聴取するケースの90％が心不全に進展するといわれ，新規の逆流性心雑音を早期から見つけることは重要である．また，僧帽弁逸脱症ベースの心内膜炎の場合は収縮期クリック音を聴取する．しかしながら，慎重に聴診を行っても全く心雑音を聴取できない心内膜炎は少なからずある．

　心膜摩擦音を感染性心内膜炎で聴取することはめったにないが，黄色ブドウ球菌が起因菌で心外膜炎を併発した事例報告が稀にあるため，心膜摩擦音の有無も確認しておく．

■ 呼吸音

　異常呼吸音は感染性心内膜炎と直接関係のある身体所見ではないが，合併症に伴い重要な呼吸音を呈することがあるため，必ず確認をする．

　肺野背側〜肺底部の**吸気初期粗雑音**から**吸気終末捻髪音**を聴取する時は，すでに心不全から肺水腫をきたしている可能性があり，緊急性のアラームといえる．

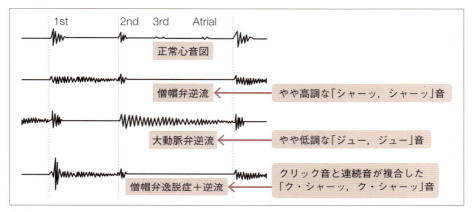

図5 感染性心内膜炎の典型的心雑音の心音図

　肺野下部優位の肺胞音減弱や，ザザザッという**胸膜摩擦音**(friction rub)を聴取する場合は，右心系心内膜炎で胸腔播種・胸膜炎を併発し滲出性胸水貯留を合併しているパターンを想起する．そのような合併症の身体所見として，ヤギ音(egophony)を認めることがあり，肺膿瘍や胸膜炎の胸部部位に聴診器を当てて「いー(E)」と発声させると「えー(A)」と聞こえる(E to A change)．

視診
■ 点状出血・紫斑　図6

　眼瞼結膜の点状出血，四肢末梢の点状出血・紫斑，爪下線状出血，口腔内の粘膜点状出血を確認する．

　身体において毛細血管床が直接視認できる箇所である，眼瞼結膜，手指足趾末梢皮膚，爪下部，口腔粘膜，耳介皮膚において，左心系心内膜炎の疣贅由来の微小菌塊塞栓により毛細血管が破綻し点状出血ないし紫斑を呈したものが見えることがある．**四肢末梢の点状出血性病変**のことを Janeway lesions，**爪下線状出血**のことを splinter hemorrhages と呼び，これらは感染性心内膜炎の特徴的な視診所見であり，意識的に探すべきである．

　比較的近年の感染性心内膜炎のコホート研究では，結膜点状出血，四肢末梢点状出血，爪下線状出血の頻度は各々5％，5％，8％とされているが，筆者の経験では**積極的に探せばこの何倍かはみられる**という印象である．

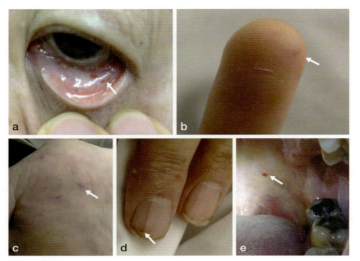

図6 感染性心内膜炎でみられた点状出血
a：眼瞼結膜の点状出血．他疾患ではみられない特徴的所見．
b：第3指先端の点状出血．淡いと見逃しやすいので要注意．
c：足底部の多発点状出血．足の裏もくまなく確実に見る．
d：爪下の線状出血．
e：粘膜の点状出血．d, e も他疾患にはない所見．

　四肢の点状出血は**表面を指で圧迫しても消退しない**, "non-branching rash"であることで他の紅斑性皮疹と区別できる．特に爪下と耳介に対しては，通常の視診だけでなく，見る側の**反対側からペンライトの光を当てて透過させる** 図7 と表面からはわかりにくい皮下の出血斑を認めることがあり，探し方に工夫をする余地がある．

　糖尿病患者の場合，指先の点状出血と簡易血糖測定の針穿刺の痕跡が紛らわしいことがあるが，前者は通常**孤発性で淡く広がりがある**のに対して，後者は通常は微小点状で多数認めることが多く，特徴に気を付ければ区別は可能である．

■ 指先端のOsler結節・下腿の隆起性点状紫斑（血管炎様所見）

　末梢毛細血管塞栓による点状出血（Janeway lesions）と異なり，起因菌抗原と患者血清抗体の抗原抗体複合体の血管沈着による，血管炎様の病態である．Osler結節（→ p 218）は指先端の有痛性結節であるが，大規模コホート研究によるとその頻度はたったの3％で，かなり稀である．感染性心内膜炎では**下腿伸側に小さくわずかに**

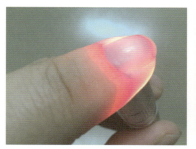

図7 ペンライトを用いた四肢末梢の視診補助手段
末梢点状出血を執念深く探す一助となる(写真は健常者).

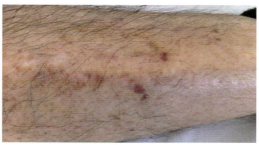

図8 下腿伸側脛骨側の隆起を触れる小紫斑
血管炎の病変との鑑別が必要であり,できれば皮膚生検で確認する.

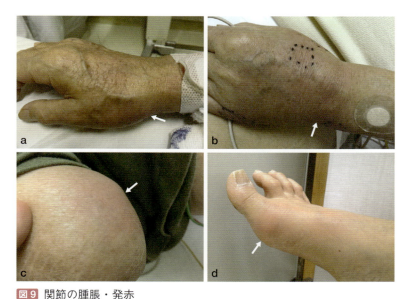

図9 関節の腫脹・発赤
a:母指MP関節炎. b:手関節炎. c:肘滑液包炎. d:母趾MP関節炎.
発赤が目立たなくても,熱感・圧痛は認めやすい.

隆起を触れる点状紫斑を認めることが稀にあり,点状出血というよりも血管炎皮膚所見の様相である 図8.

■ 関節の腫脹,発赤(単発〜非対称性) 図9

感染性心内膜炎では,単関節炎や多発単関節炎を呈することがある.その多くが

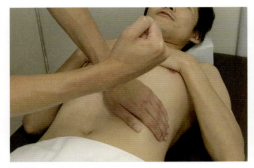

図10 左季肋部叩打
脾梗塞の場合，左季肋部を叩打すると飛び上がるような痛みが走る．

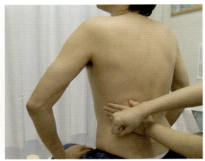

図11 CVA 叩打
腎梗塞の場合，片側の叩打痛を認める．

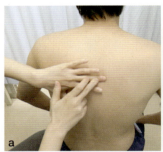
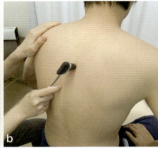
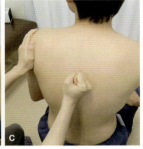

図12 脊柱叩打の手技バリエーション
a：第3指を用いる方法．b：打腱器を用いる方法．c：拳を用いる方法．椎体・棘突起を1つひとつ丁寧に探るよう心がける．脊椎に感染が広がっている場合，脊柱の叩打痛を認める．

起因菌の血行播種による細菌性化膿性関節炎ないし滑液包炎であるが，時には先述の抗原抗体複合体沈着による多発単関節炎を起こすこともある．軽いものは見逃しやすいので，意識的に**触れる関節をすべてチェックする**．

打診

心内膜炎では起因菌の血行播種により実質臓器の梗塞・膿瘍病変や脊椎・椎間板の化膿性病変を形成することがあり，該当箇所の打診で拾い上げられることがある．病変の箇所の解剖を頭にイメージすることで，感度を高めるよう努力する．

■ 左季肋部叩打痛：脾梗塞合併　図10

左季肋部に片方の手掌を当て，もう片方の手を拳にして手掌の上から叩打する．

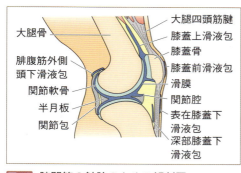

図13 膝関節の触診のための解剖図

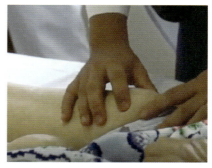

図14 膝関節・関節腔の触診
単に「膝」ととらえず，膝蓋骨直下の関節裂隙の解剖学的な各部位を意識して丁寧に触診する．

この方法ではより深部の膿瘍病変でも疼痛を誘発することが可能である．心内膜炎の免疫応答としてみられる脾腫が著明な場合にも叩打痛を呈することはある．特異的な叩打痛であることを確認するために，**左右差を確認しておく**．

■ CVA叩打痛：腎梗塞合併　図11

腎梗塞は自覚症状も身体所見も欠くことが多く，腰椎症で非特異的にCVA叩打痛陽性となることがあるので，明らかな叩打痛でない限り診断には寄与しにくい．

■ 脊柱叩打痛：脊椎炎・椎間板炎合併　図12

脊柱は頸椎から仙骨まで，**一椎体ごとに圧痛・叩打痛の有無を確認**する．棘突起に片方の第3指を当て，もう片方の第3指をハンマーのようにして叩く方法，または打腱器を用いて叩く方法がよく行われる．椎体前面側の深部の病変を発見しやすくするために，手を拳に握って叩打する方法もある．

触診

■ 脈拍：心房細動や房室ブロック

心内膜炎に合併しうる不整脈を脈診でスクリーニングする．

■ 腹部：肝臓・脾臓触知（肝脾腫）

免疫現象であり，大規模コホート研究では頻度11%程度しかなく，触知できるほどの大きな脾腫は稀である．

■ 関節：腫脹発赤・熱感・圧痛（単発〜多発単関節炎，滑液包炎，腱付着部炎）

関節部位の発赤だけでは皮膚軟部組織の炎症病変と混同されやすいので，該当関

節の局所解剖 図13 を踏まえて構成部位を区別できるように触診で詳細に評価する 図14 .

■ 腸腰筋(psoas)徴候(腸腰筋膿瘍)(➡ p154)

　起因菌血行播種により腸腰筋は膿瘍の好発部位である．診察の時は右手で患者の右下肢を持ち，左手を患者の右腰部に添えて，右下肢を後方へ牽引して股関節を背側伸展させ，**腸腰筋に上下方向の伸展刺激を与える**．右腰背部から殿部にかけての疼痛が誘発される場合には腸腰筋徴候陽性である．

その他の診察

> ### 眼底診察
>
> 　眼底鏡を選択する場合，倒像鏡は立体視が可能で可視範囲が広い利点があるが技術的な習熟が要求されるため，内科医が心内膜炎の眼底所見を探す際には**直像鏡**のほうが扱いやすい．従来の直像鏡は視野が狭く患者との近接が必要で圧迫感があるため，筆者は視野が広く適度な距離が保たれるパンオプティック™の眼底鏡を使っている．内科で診察する場合は**無散瞳**で行うことが多く，患者の姿勢と視線の直視固定が重要であり，座位で頭位を固定するのが望ましい 図15 ．必要に応じ介助者の手を借りる．
>
>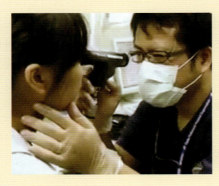
>
> 図15　パンオプティック™の眼底鏡による眼底診察

■ 眼底：Roth 斑　図16

　心内膜炎の免疫現象の1つであり，眼底網膜に出血に囲まれた蒼白の白斑の像を呈する．大規模コホート研究での頻度は2%にすぎず，比較的稀な所見である．

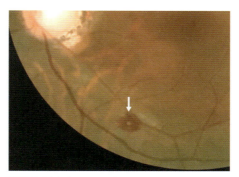

図16 眼底カメラによる Roth 斑
中心に白斑を伴う眼底出血を認める．

サイズが小さい場合には携帯眼底鏡で視認することは容易ではなく，視力症状が出ている場合は眼科医の診察を要請したほうがよい．

■ **片麻痺・不全麻痺/単発運動障害（脳塞栓）**

左心系心内膜炎の場合，疣贅の崩壊飛散による脳塞栓の頻度が多い．たいていの場合多発脳梗塞であるため，神経学的欠損症状が多領域にまたがることが多いので，軽い麻痺や失語症に注意を払う．

感染性心内膜炎の診察の落とし穴！

💥 心臓合併症は重要だが心臓の所見にこだわりすぎない！

前述のとおり，感染性心内膜炎で新規の逆流性心雑音を認める場合は心不全に至るリスクが高い．また房室ブロックのような重篤な不整脈をきたした場合は死亡リスクが高くなる．そのような徴候の有無を早期に確認することは重要である．その一方で，それらの徴候をきたす頻度は高くないため，心雑音や不整脈を認めないからといって心内膜炎を安易に除外してはいけない．心雑音を認める場合でもそれが新規のものか否か確認できないケースは少なくないため，その心雑音が心内膜炎に特異的な所見かどうかは確証が持てないことが多い．

💥 合併症による身体症状は多彩でつかみどころがない！

感染性心内膜炎の合併症は，中枢神経，眼，肺，肝臓，脾臓，腎臓，皮膚，骨格筋，関節，骨など多系統に同時多発に起こりうるため，その合併症の可能性を探る

ための身体診察も多系統にわたることになる．心内膜炎の診断確定をするには血液培養や心エコー検査が重要であるのはいうまでもないが，身体診察でのみ得られる所見が診断確定に重要な項目に含まれるため，そのような身体所見を見落とさないよう，意識的に診察を行う必要がある．また，中枢神経合併症は心臓以外の合併症で予後不良となりやすいものであり，治療戦略も違ってくるため，その合併症に気付くための身体診察には細心の注意を払うべきである．

文献

1) Li JS, et al：Proposed modifications to the Duke criteria for the diagnosis of infective endocarditis. Clin Infect Dis 30(4)：633-638, 2000.
2) Murdoch DR, et al：Clinical presentation, etiology, and outcome of infective endocarditis in the 21st Century. Arch Intern Med 169(5)：463-473, 2009.
3) Kiefer T, et al：Association between valvular surgery and mortality among patients with infective endocarditis complicated by heart failure. JAMA 306(20)：2239-2247, 2011.
4) García-Cabrera E, et al：Neurological complications of infective endocarditis：risk factors, outcome, and impact of cardiac surgery. Circulation 127(23)：2272-2284, 2013.
5) Bennett JE, et al：Mandell, Douglas, and Bennett's Principles and Practice of Infectious Diseases, 8th ed. pp990-1028, Elsevier, 2014.

（大場雄一郎）

COLUMN 4

身体診察の標準装備

筆者の身体診察の標準装備(図)を紹介する．これは知り合いの美容師に作ってもらったものだが，このホルダーの中に眼底鏡，耳鏡，打腱器，ペンライト，心電図のディバイダー，マジック，ペン，音叉2種類が入っている．美容師がシザーバッグを腰がけするように筆者はこれを装着している．

以前はウェルチアレン社のパンオプティック™も入れていたが，重いことと，歩行の振動でネック部分が破損してしまったため，従来型の眼底鏡(ウェルチアレン社の最小型で，市立堺病院(現 堺市立総合医療センター)初期・後期研修医の標準装備の眼底鏡)を入れている．この眼底鏡は現在廃番となっているが，本書の共編者であり同じ市立堺病院メンバーでもあった平島医師は，携帯性の観点からこれに代わるものとしてナイツ社の眼底鏡を勧めている．

（志水太郎）

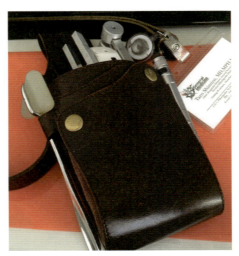

図　筆者の身体診察の標準装備

呼吸器系

肺炎を疑った時の身体診察

肺炎を疑った時に意識する身体診察

バイタルサイン	● 特に呼吸数
視診	● 呼吸パターン，深さ，速さ，リズムなど ● 胸郭の変形や運動制限のチェック
聴診	● crackle, wheeze, rhonchi, squawk ● 呼吸相を意識した聴診 ● 声音聴診の増強 ● egophony ● 肺胞呼吸音の気管支呼吸音化
打診	● 過共鳴音による COPD や巨大ブラの有無の予測
触診	● 声音振盪の増強

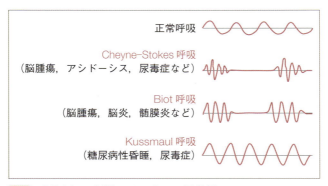

図1 呼吸中枢の刺激により生じる異常型
呼吸のリズム,深さを意識して観察する.

肺炎の病態と身体診察

　バイタルサインのうち呼吸は呼吸数の他,深さ,速さ,リズムに注目する.正常な呼吸数は20回/分未満である場合が多く,明らかな頻呼吸は20回/分以上と定義される.書籍によっては24回/分以上としているものもあるが,筆者らは20回/分以上を頻呼吸と考えている.呼吸器領域では心不全に伴うCheyne–Stokes呼吸や,代謝性アシドーシスに伴うKussmaul呼吸などに遭遇することがある**図1**.

　snap diagnosis(一発診断)が可能な奇異性呼吸は横隔膜や呼吸筋疲労によるガス交換の不全の特徴的所見であり,胸部外傷,呼吸器外科での術後で呼吸筋疲労の強い場合,重度のCOPDなど,人工呼吸器管理となる可能性が高い病態を示唆することが多く,注意を要する.筆者らが経験した間質性肺炎による急性呼吸不全患者に生じた奇異性呼吸の一例[1]を動画で見ることができるので,アクセスしてほしい.

　その他,血液ガスで$AaDO_2$の開大などにも注意しておくと診断の糸口になることがある.たとえば,不明熱の1つとして鑑別に挙がることがある血管内リンパ腫という病態がある[2].腫瘍細胞が肺実質に浸潤するのではなく血管内にとどまるため,肺の異常陰影は軽度であるにもかかわらず,低酸素血症や$AaDO_2$の開大が目立つ.また酸素投与でも酸素化の改善が乏しい場合,本当に肺実質の問題なのか,拡散能の問題なのか,血流の問題(シャントなど)なのかも考える必要がある.前述の血管内リンパ腫は拡散能の問題であり,血流の問題の場合は,肝硬変に伴う肝肺症候群や心房中隔欠損症などの動静脈シャントなども考慮する.いわゆるシャ

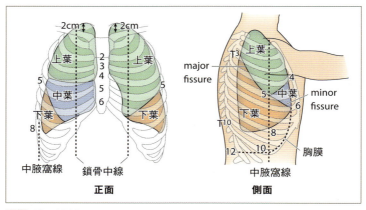

図2 肺の解剖
右肺は3葉，左肺は2葉に分かれる．中葉は中腋窩線より前方に位置し，下葉は背側ではかなり上方まで位置する．

ントの存在は高濃度酸素でも酸素化の上昇には限界があるため，可能なら100％酸素を吸入してもらい（最近ではnasal high flowが使用できる），動脈血の酸素化の上昇が乏しいことを根拠に，シャントの有無やシャント率をおよそ推定することができる．

肺の解剖

　右肺は3葉で，左肺は2葉で構成される．聴診の際には以下の解剖を意識して行う．すなわち前面は主に上中葉であり，**下葉の聴診は必ず背側で行うべきである**　図2 ．やせた中年女性に多い気管支拡張症は中葉舌区を意識した聴診，すなわち，乳頭付近の第4～6肋間付近で，乳房を持ち上げて聴診することが重要である．通常はcoarse crackles（水泡音）が early or early to mid inspiratory crackles として聴取されることが多い（聴診音は後述）．背側の大部分を占めるのは下葉であることをイメージしたら，間質性肺炎では両側下肺野背側で late inspiratory crackles（fine crackles，捻髪音）を聴取することが多いことも記憶しておく．ただし late inspiratory crackles だけに固執する必要はない．間質性肺炎の場合には症状，画像，臨床経過，時に肺生検による病理診断を含めて診断する必要がある．健常者でも高齢者では15％程度に fine crackles が聴取される．

診察の極意

診察を始める前に
■ 病歴聴取
　診察を始める前に病歴聴取を行う．家族歴，既往歴，内服薬，患者背景，趣味，ペット飼育歴，嗜好品などにも注意を払う．レジオネラ肺炎は，水や土壌に関わる趣味や仕事，過去2週以内の温泉への入浴など，古典的な病歴を持っている患者を多く認める．また内服薬ばかりに気を取られていてもいけない．急性呼吸窮迫症候群(ARDS)の触れ込みで転院してきた患者が実は，患者自身が自己判断で使用していた坐薬(NSAIDs)による薬剤性肺炎であったことも経験した．この患者は坐薬の使用を問診で確認し，休薬のみで夕方から翌朝までの聴診所見がcoarse crackles (holo inspiratory crackles)からlate inspiratory cracklesへとダイナミックに変化したのを確認した．

　「クスリはリスク」という言葉は有名であるが，健康茶などは患者自身がよもや副作用を起こすはずのないものとして考えている場合が多く，注意すべきである．**肺は空気を介して外界と常につながっている臓器であり，職歴や環境要因が診断のヒントになりうる**．

■ 経過の確認
　通常の市中肺炎ならば数日から長くても2週間程度の経過の場合が多く，病気のテンポを把握することは重要である．逆に経過が長い場合は感染症でも緩徐な経過をとりうる疾患(特に肺結核の除外診断は重要)を鑑別に挙げる．ただし肺結核の結核性胸膜炎の合併では，胸水貯留が数日で急激に溜まる症例や粟粒結核から急激な呼吸不全を生じる症例もある．

*

　気管支肺炎や無気肺では聴診上，ラ音が聴取しにくいことがある．普段は，定期外来しか来院しない患者が長引く咳と微熱で来院したとする．この時点で患者が何らかの呼吸器疾患である検査前確率が上がる．聴診音でcoarse cracklesは聴取されないが，呼気時にわずかなrhonchiやwheeze，吸気時のわずかなsquawkなどがあったらX線をとることで，わずかなすりガラス陰影や気管支肺炎を疑う病変が描出され，診断にたどりつく場合がある．

異型肺炎のスコアリングを活用する

　異型肺炎はマイコプラズマ肺炎，クラミドフィラ肺炎などが含まれるが，その可能性を評価するスコアリングがある．
① 年齢60歳未満
② 基礎疾患がない，あるいは軽微
③ 頑固な咳がある
④ 胸部聴診上所見が乏しい
⑤ 痰がない，あるいは迅速診断法で原因菌が証明されない
⑥ 末梢血白血球数が10,000/μL未満

　以上の6項目中4項目を満たせば異型肺炎は感度88.7％，特異度77.5％で検出できる．ちなみにこの異型肺炎を鑑別して治療の適否を決めるという考え方は日本独自のもので，海外では異型肺炎は他の細菌による肺炎と"同時に治療されるべき疾患"という位置づけである．海外と異なり，日本では異型肺炎の中にレジオネラ肺炎は含まれていない．

呼吸音と呼吸相

■ wheeze vs rhonchi

　副雑音（ラ音）は断続性ラ音と連続性ラ音に分類される 図3．
　wheezeとrhonchiは主にざっくりと高調性，低調性の連続音と考えてよい．前述のごとく，わずかなrhonchiが肺炎の診断のヒントになることもある．高調性と低調性の違いは，NHKの時報の音「ポッ，ポッ，ポッ，ピー」は440 Hzと880 Hzを組み合わせた音であり，wheezeはこのポッ（440 Hz）より高い音と覚えておく．

■ squawk 聴取のすすめ

　よく聴取されるラ音にsquawk（スクウォーク）がある．「キュッ，ピッ，キュン」という音で，squeak（スクウィーク）とも呼ばれる．吸気時に細気管支壁が振動して発生する連続性ラ音の一種である．fine cracklesと一緒に聴取されることがある．squawkは末梢気道で発生するため，胸壁で聴取されても頸部で聴取されることはない 表1．

■ 呼吸相での分類 図4

　いままでの話は質的なラ音の分類についてであるが，呼吸相での分類も同時に考えながら聴診を行う．気道内の気流により発生するのがラ音であるので，吸気直後

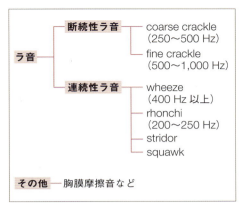

図3 副雑音の分類

表1 部位によるラ音の変化

聴診部位	ラ音の種類	周波数
気管支が太い部位（中枢側）	rhonchi や coarse crackle	低調性
末梢の気道径が狭い部位（末梢の気管支）	wheeze や fine crackle	高調性

はラ音開始までわずかな間がある．その後，吸気時間いっぱいに続く coarse crackles（holo inspiratory crackles）や気管支炎や気管支拡張症で聴取される吸気初期〜中期あたりまでの early or early to mid crackles がある．これらは質的には coarse crackles である．逆に吸気初期には聴取されず吸気後半に強くなるのが late inspiratory crackles で，質的には fine crackles と考えられる．

■ 呼吸相の変化

筆者が検索したかぎりでは肺炎の治癒過程または個々の疾患において「crackles の呼吸相の変化を意識した研究」はきわめて少ない．しかし肺炎では，初期には crackles の音の始まりは吸気時間の早い段階であり，わずか6日後には吸気時間の後ろのほうに開始時間がずれるという報告がある[3]．

視診

なんといっても患者の"見た目"は重要である．あくまで経験上の話であるが，**低酸素血症の程度に比して呼吸状態が楽そうに見えたら間質性肺炎の増悪を疑う**．起坐呼吸は肺疾患でも心疾患でも出現するが，最も重要なのは左心不全（うっ血性心不全）に伴うもので，起坐呼吸の95%以上は左心不全を示す．心不全の可能性は常に考慮し，内頸静脈波のチェック，頸静脈圧の測定もルーチンで行う．特に内頸静脈波は座位で確認し Kussmaul 徴候（吸気時にみられる頸静脈拡張）の有無，右心室の拡張障害を示す a 波，重症三尖弁閉鎖不全で出現する cv 波や，収縮性心膜炎で

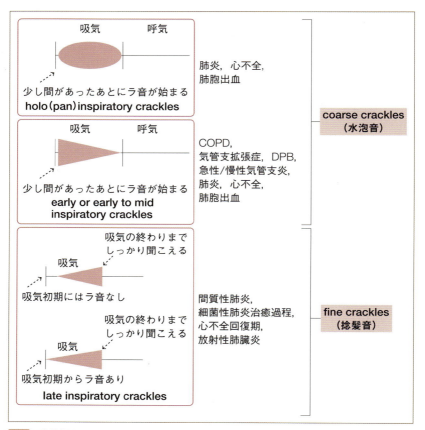

図4 呼吸相とcrackleの分類
吸気の時相に合わせて3つに分類する．肺のどこに異常があるかを考えながら分類するとよい．

のy-dip（通常より深いy波）など肺疾患と密接に関わる心疾患の病態を予測するのに役立つ（➡p131）．気管の偏位や気管短縮の有無，胸鎖乳突筋の肥厚の有無，胸郭の変形や運動制限の有無も左右差に注意しつつしっかり確認する．検者がベッドサイドにしゃがみこむことにより，水平方向から前胸部の挙上を観察できる．

触診

呼吸器領域の疾患であっても，しっかり循環器領域の診察を行う．肺炎を疑ったら声音振盪を行う．患者に「ひとーつ，ひとーつ」と言ってもらいながら両手の尺側

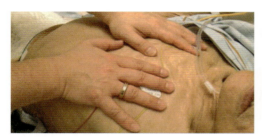
図5 胸部の触診
手掌全体を胸部に当て，痰の動きを振動としてとらえる．

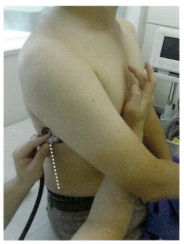
図6 auscultatory percussion test
胸骨角を一定のリズムで指でタップし，中腋窩線(点線)上を頭側から下方へ順に聴診し胸水の境界面で音色が変化する．

部位を胸壁に当て，振動の左右差，振動の亢進，減弱，消失の有無をチェックする．**肺炎があれば声音振盪は増強**し，**無気肺，気胸，胸水貯留，COPD などでは減弱または消失**する．手掌全体を前胸部に当てて吸気時に気道内の喀痰のゴロゴロを感じたら，肺活量が少ないことを示唆する 図5．

打診

打診単独で肺炎を診断するのは困難であるが，巨大ブラや COPD 患者での過共鳴音や無気肺，腫瘤性病変での濁音は参考になる．特に過共鳴音があれば，それは**肺炎であったとしても通常の呼吸音やラ音は聴取しにくい**ことを意味する．胸水貯留は筆者の場合，中腋窩線で auscultatory percussion test 図6 を使い診断する．auscultatory percussion はいろいろなやり方があるが，筆者の場合は，**スナップを効かせて胸骨角の打診を継続させつつ，中腋窩線（図6 点線部分）を頭側から下に順序よく聴診器を移動させ，音のピッチが低く変わる部分（響きの落ちる部位）を探す．その部位は Ellis-Damoiseau 曲線以下の濁音界に相当する**．

聴診

日本では胸膜摩擦音を除くすべての副雑音を rale と称している．この肺音研究の進歩は工藤らの論文[4]に，ラ音の国際的なコンセンサス作成の話は，日本で開催された第10回国際肺音学会のまとめ[5]として詳細に記述されており，きわめて興味深い．

断続性ラ音は，周波数が低く持続時間の長い coarse crackles と，周波数が高く持続時間の短い fine crackles に分けられる．気管に入った空気は，気道が太い部分で早く，気道が細くなるごとにゆっくりとした流れになる．肺胞領域はほとんど流速がなく**肺胞病変のラ音に与える影響はない**と考えておいたほうがよい．coarse crackles は気道内での水分の破裂音，fine crackles は閉塞していた気管の急激な開放音と考えられている．fine crackles と coarse crackles の鑑別が困難となる場合もあるが，その鑑別に重きをおくのではなく，臨床経過で**ラ音が増強していくのか，減弱していくのか，呼吸相は後半にシフトしていくのか**にフォーカスして追うことが重要である．肺炎で coarse crackles がずっと続く病態（気道内に水泡が多い）は稀と考えられる．

■ 頸部の聴診を必ず行う

気管支喘息発作では稀に頸部のみで喘鳴を聴取することがあり，必ず頸部は聴取すべきである．同時に大動脈弁狭窄症や動脈硬化に伴う頸動脈の雑音は遭遇する頻度の高い病態で，これらも常に意識する．頸部の喘鳴の原因は気管支喘息などの可逆的な疾患の他，肺癌による圧排なども鑑別に挙がる．実際に気管支喘息を疑わせる喘鳴があって肺癌による気道狭窄が判明する場合があるので注意を要する[6]．この際には胸部 CT だけでなく呼吸機能検査が診断のヒントになる．

■ 肺炎診断を確実にするために

筆者の場合は，声音振盪や声音聴診の増強，egophony の有無（E to A），肺胞呼吸音の気管支呼吸音化を確認し，肺炎診断を行っている 図7．患者に聴診器を当てながら「ひとーつ」や「あー」など発声してもらうと，**肺炎のある部位では水の存在により音の伝導が増強し，大きく聴取**される．声音聴診の増強である．通常，肺実質は高い音を吸収する効果があり，末梢の肺胞領域では低音の肺胞呼吸音だけが聴取されるが，肺炎のある部位では高調性の気管，気管支呼吸音が伝導されるため，**より高く，強く呼吸音が聴取**される．これを「肺胞呼吸音の気管支呼吸音化」と呼ぶ．肺炎のある部位に聴診器を当てながら「いー（E）」と言ってもらって「えー（A）」と聞

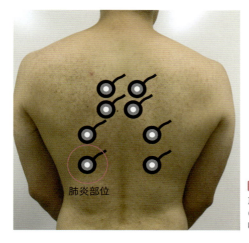

図7 聴診による肺炎の確認
声音振盪や声音聴診の増強，egophony の有無（E to A），肺胞呼吸音の気管支呼吸音化を確認する．

こえたらヤギ音（egophony）陽性と呼び，これは肺炎を支持する根拠になる．胸水のある場合，声音聴診は正常部位よりも**声がくぐもった感じ**になる．声音振盪も声音聴診と同様に肺炎では増強する．

肺炎診察の落とし穴！

本当に感染症か？

　感染症か否かを見分けることが，プラクティスに影響を与える重要な鑑別だと考えられる．たとえば肺炎に似た肺癌（肺胞上皮癌）や，皮膚筋炎などに合併した間質性肺炎は一見，肺炎様にみえるが，急性増悪を起こす注意すべき病態である．また感染症を疑ったら，臨床経過から通常の市中肺炎かどうか，特に肺結核の可能性を必ず考慮することが重要である．

＊

　実際の聴診音を収めたCD付きの書籍がいくつか出ているが，筆者らによる無料の音源webの連載が始まっている．看護roo！(https://www.kango-roo.com/)にて，株式会社Kenwoodが開発中の聴診アプリを使用した実際の聴診音が視聴できるので参考にされたい．また筆者らによる動画を駆使した呼吸器疾患のコンテンツが『Pulmonary Research and Respiratory Medicine Open Journal』に Revisiting Physical Diagnosis in Respiratory Medicine として特集号が組まれているので参照してほしい（http://openventio.org/PulmonaryResearchandRespiratoryMedicineOpenJournal/SpecialEditions.html#RevisitingPhysicalDiagnosisinRespiratoryMedicine）。

文献

1) Saraya T, et al：Paradoxical respiration：'Seesaw' motion with massive pulmonary consolidation. BMJ Case Rep 2016；2016.
2) Nishizawa T, et al：Antemortem diagnosis with multiple random skin biopsies and transbronchial lung biopsy in a patient with intravascular large B-cell lymphoma, the so-called Asian variant lymphoma. BMJ Case Rep 2014；2014.
3) Piirilä P：Changes in crackle characteristics during the clinical course of pneumonia. Chest 102(1)：176-183, 1992.
4) 三上理一郎：肺音研究の進歩．日本医事新報(3247)：3-9, 1986.
5) 羽田春兎：肺の聴診に関する国際シンポジウム．日医師会誌 94(12)：2049-2069, 1985.
6) Nakajima A, et al：The saw-tooth sign as a clinical clue for intrathoracic central airway obstruction. BMC Res Notes 5：388, 2012.

（皿谷　健）

COLUMN 5

呼吸器疾患における視診と触診

　呼吸器疾患では傍胸骨右心室拍動を触診するが，付箋紙や舌圧子または聴診器を胸壁に置いて動きを観察することも有用である．左心室心尖拍動，傍胸骨右心室拍動はそれぞれ心尖部（図a＊），胸骨左縁第4肋間付近（図a★）のように付箋紙だけでも観察可能な場合があり，その振動は，部屋を暗くして光を付箋紙に当て影の動きを見ることで視覚的にとらえることができる（図a→）．重篤な肺高血圧症では肺動脈の拍動を第2肋間胸骨左縁で，肝拍動を右肋骨弓下で触知可能な場合がある（図b）．呼吸器疾患に伴う右心負荷が強いと剣状突起下で右心室拍動を触れることもある．

（皿谷　健）

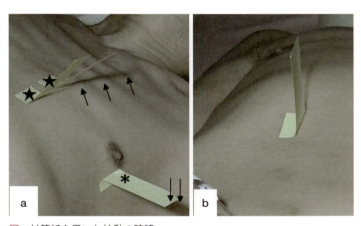

図　付箋紙を用いた拍動の確認

呼吸器系

閉塞性肺疾患（喘息・COPD）を疑った時の身体診察

閉塞性肺疾患を疑った時の身体診察

バイタルサイン	• 呼吸数 • 呼吸パターン
視診	• 口すぼめ呼吸 • ビア樽胸郭 • 頸静脈圧 • 胸鎖乳突筋 • 気管短縮 • Dahl 徴候 • Hoover 徴候 • CO_2 貯留の所見
聴診	• 呼吸音：呼吸音減弱，吸気早期 crackles，喘鳴音
打診	• 過剰共鳴音
触診	• 肝触知 • 心拍動触知
その他	• COPD 増悪時の所見 • 身体所見と呼吸機能

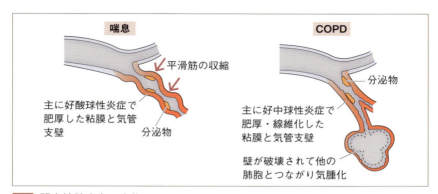

図1 閉塞性肺疾患の病態
炎症細胞が喘息とCOPDでは全く違う.

閉塞性肺疾患（喘息・COPD）の病態 図1

　閉塞性肺疾患は末梢気道に炎症が起こり，気道が狭窄ないし閉塞する病態である．喘息はアレルギーと関連した好酸球性炎症により慢性的に気道過敏性が亢進して様々なきっかけで気道の可逆的狭窄が生じる．一方，COPDは喫煙などに関連した好中球性炎症が慢性的に生じ，末梢気道の線維化や肺胞の破壊（肺気腫），肺動脈壁の肥厚（肺高血圧）などが不可逆的に生じる．最近では両者が合併したオーバーラップ症候群や，様々な臨床型（フェノタイプ）の存在が指摘され，遺伝子レベルでの研究も行われており，この後診療が変化していく可能性が高いので常に知識をupdateしよう．

閉塞性肺疾患の病理学的解剖

気道の解剖

　身体診察をする時に大切なのは，体を横からみると気管は胸部の前方にあり，そこから次々と末梢気道に向かって分岐していくために，大雑把に**気道の所見は前，肺胞の所見は後ろと横でよくとれる**と理解しておくことである 図2．

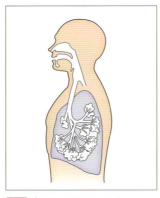
図2 気道・肺胞の分布
背部や側胸部のほうが肺胞が多い．

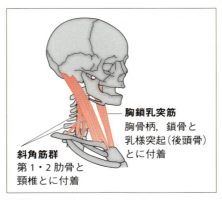
図3 胸鎖乳突筋，斜角筋群
起始部と終始部に注意．いずれも頸部・頭部後方から前胸部へ走り，吸気の補助呼吸筋である．

胸郭の解剖

　閉塞性肺疾患は胸郭に影響を与えるため，胸郭は身体診察の1つの重要なターゲットとなる．通常呼吸時の筋の使用と骨格の動きを理解しておき，閉塞性肺疾患を疑った場合はその筋骨格の状態や動きの異常に注目する．急には生じることがない変化，たとえば**筋の肥厚や萎縮**，**骨格の変形**などがないか目を凝らしてみよう．病態が慢性的であるというヒントになる．

■ 呼吸筋と呼吸補助筋

　呼吸を行う筋は主に横隔膜と肋間筋であり呼吸筋と呼ばれる．通常呼吸では不十分な場合に胸鎖乳突筋，斜角筋，腹直筋を中心とした腹筋群などの呼吸補助筋を使用することになる 図3．われわれも全力疾走した時には通常の呼吸では不十分なので，これらの筋肉を使用しているはずだ．呼吸する際に最も重要な横隔膜は視診で見えないため，それを踏まえた身体診察が必要である．

■ 呼吸時の胸郭の動き

　吸気時に横隔膜と肋間筋（外肋間筋）が収縮し肺が膨張するとドームの頂点が下がり，全体的に平坦化する．それに伴って脊柱と胸骨に両端を固定された肋骨はバケツの柄のような動きで持ち上がり，胸郭がふくらむ 図4．呼吸する時に腹部を引っ込めるように吸気してみよう．横隔膜が下がらないのでちょっと苦しいのがわかるはずだ．また，両側胸部に両手を押し当てて胸郭を押さえて吸気してみよう．肋骨

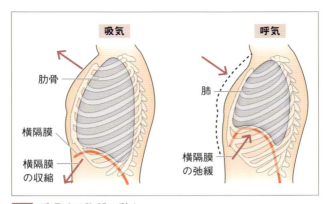

図4 呼吸時の胸郭の動き
吸気で胸骨は前上方へ（ポンプハンドル運動），肋骨は外側へ広がり（バケツの柄運動），横隔膜が下方へ押し下げられる．

のバケツの柄運動が制限されて，これもちょっと苦しいのがわかるはずだ．

■ **閉塞性肺疾患（特にCOPD）における気道と胸郭の異常**

　肺気腫が生じ肺の過膨張が生じると，その余分な体積は，胸郭の上面が第1肋骨や脊柱で塞がれているため，下面の軟らかい横隔膜と側面のバケツの柄のように動ける肋骨の方向に逃げるしかない．したがって横隔膜のドームが平坦化し，肋骨はバケツを持ち上げた時のように柄が付着面から垂直の位置に近くなり，胸郭全体が膨張する．つまり先ほどの腹部を引っ込めてさらに側胸部を押さえて呼吸していることと同じ状態になり，とても苦しいのがわかるだろう 図5．そのように呼吸筋に余裕がない状態でも呼吸をしなければならないため，呼吸補助筋が必要となってくるのだ．

診察の極意

　喘息とCOPDの違いは身体所見にも現れる．COPDは慢性疾患であるため，時間をかけないと変化しないような骨格の変形，筋の肥厚・萎縮が生じるが，喘息では慢性的に繰り返し発作が起こらないかぎり，そのような所見はみられない．

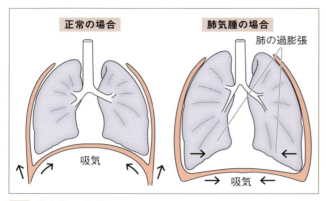

図5 肺気腫の呼吸
肺気腫が高度になると，引き伸ばされた横隔膜は吸気時に引き込まれるように収縮する．そのため胸郭下部が吸気時に凹む．

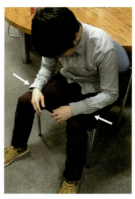

図6 Dahl徴候
前かがみに座ることで内臓が押し上げられ，伸展した横隔膜が弯曲し呼吸しやすくなるため，COPD患者は慢性的に肘を大腿につける体位を好む．その結果，大腿前面に色素沈着が生じる．

視診

■ 見た目，姿勢

　街で見かけた人の体型のみで診断ができることがある．閉塞性肺疾患の患者は肺の過膨張があるため，呼吸筋と呼吸補助筋を最も使用しやすい体位をとりがたる．特に重度のCOPD患者では，椅子に座った状態で両前腕の尺側をそれぞれの大腿の上に乗せて体をかがめている姿勢が最も楽に呼吸ができる状態である．頻繁にその体位をとるため，両大腿部の前腕が当たる部分に色素沈着が生じる．これをDahl徴候という 図6．

　また機序はまだ不明であるが，COPDでは栄養障害が生じるため，筋が萎縮し全体的にやせていることが多い．

■ 呼吸

■ 口すぼめ呼吸(pursed lip respiration)

　COPDではそのまま息を吐くと肺胞が虚脱してしまうため，ゆっくりとした呼気流を作る必要がある．そのため口をすぼめ，呼気に時間をかけるようにして肺胞虚脱を防ぐような呼吸を患者自らが自然と行っていることがある 図7．われわれも

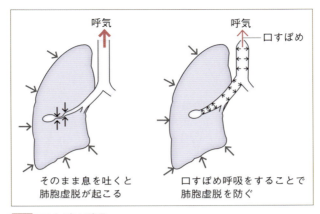

図7 口すぼめ呼吸

大きく息を吸った後に，口をすぼめてゆっくりと息を吐くと残気量が少なくなり気持ちのよい呼吸ができるはずだ．喘息患者は肺気腫がなく肺胞虚脱も起こらず，呼吸困難は急性発作時のみであるため，口すぼめ呼吸はほとんどみられない．

■ 呼吸数と呼吸パターン

閉塞性肺疾患では末梢気道狭窄により呼気に時間がかかり，また前述のごとくそれに時間をかけることで呼吸が楽になるため，**呼気が延長した呼吸パターン**となる．そのため呼吸数も極端な頻呼吸になることができず，せいぜい30〜35回/分程度といわれている 図8．

胸郭

■ ビア樽状胸郭（barrel chest）

COPDでは肺の過膨張が慢性的に生じることで**胸郭の前後径が長くなり**，樽状の胸郭となる．前後径が左右径よりも長くなった状態という定義もあるが，あくまで目安である．同時に腹部がへこみ，脊柱は後弯となる．実際の診察では，視診で確実にわかる場合はよいが，不明な場合は検者の手で幅を見積もるとよい．両手を左右の側胸部に当てて幅を確かめ，その後同じようにして前後幅を確かめる．このような確認を何人もの患者に行うことで，ビア樽状胸郭に対して自分なりの感覚が出てくる 図9．

呼吸筋

重度の閉塞性肺疾患では横隔膜は平坦化しているため，吸気時には胸郭下部が外

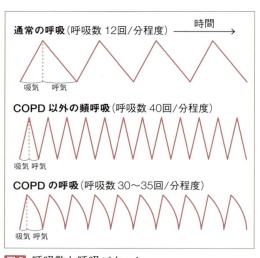

図8 呼吸数と呼吸パターン
COPDでは呼気に時間がかかるため，ある程度の頻呼吸にしかならない．

側ではなく，逆に内側に引き込まれる 図5 ．これがHoover徴候である．この時，吸気時には肋間や鎖骨上窩の陥凹も生じる 図10 ．

■ 呼吸補助筋

COPDでは特に**胸鎖乳突筋が発達**し，さらに使用している． 図10a の状態では1秒量が1L以下になっているといわれている．

■ 気管短縮（short trachea）

COPD患者ののど元を見ると，男性であればより顕著であるが，**喉頭隆起がかなり低い位置**にある．正確には輪状軟骨と胸骨上縁との距離が正常ならば4横指ほどあるが，肺の過膨張により気管が引き下げられると，距離が1〜2横指程度になってしまう 図11 ．

■ CO_2貯留の所見

COPD患者が低換気状態となるとCO_2が貯留する．CO_2が慢性的に貯留している患者（HCO_3^-が代償的に高くなっているはず）は高CO_2ではなく低酸素により呼吸促進がなされるといわれ，安易に大量の酸素を投与すると低酸素が解除され呼吸促進が低下し，CO_2がさらに貯留しCO_2ナルコーシス，呼吸不全へと至ってしまう．したがって，CO_2が貯留しているかどうかを推測することは，特に血液ガス

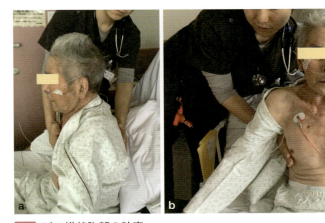

図9 ビア樽状胸郭の診察
ビア樽状になると前後径と左右径の比が 0.9 以上になる．

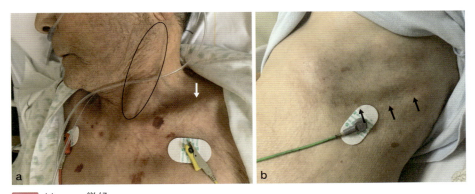

図10 Hoover 徴候
a：吸気時の鎖骨上窩の陥凹（矢印）と胸鎖乳突筋の肥厚（黒線部）．**b**：吸気時の肋間の陥凹．

をすぐに測定できない環境ではきわめて重要である．急性の CO_2 の貯留と出現する身体所見をまとめた 表1 ．

 表1 にある羽ばたき振戦は通常，両手を前に伸ばし手関節を背屈してもらい確かめるが 図12 ，意識障害のある患者にはこれができない．その場合，筆者は指導医から教授された経験的に有用な方法を使用している．患者を仰臥位とし両膝を立たせて手を離す．両膝がそれぞれ両外側にガクガクと開くような振戦がみられたら，それは羽ばたき振戦である* 図13 ．

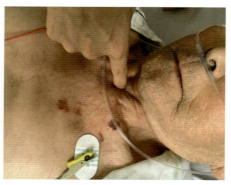

図11 COPD患者にみられる気管短縮
輪状軟骨から胸骨上陥凹に指を入れる．COPDでは2横指以下となる．

聴診

■ 呼吸音減弱

　COPDの患者の呼吸音はまず聞こえない，と覚悟して聴診に臨む．もし気管支音が聞こえたら，そこに肺癌があるかもしれない．むしろ胸郭よりも**口元に聴診器を持っていって聞くほう**が，中枢に近い気管支音を聴取することができる．

■ 吸気早期クラックル（early inspiratory crackles）

　COPD患者の口元に聴診器を持っていって，口を開けた状態で普通に呼吸してもらう．この時，**吸気早期にパラパラという**crackleが聞こえることがある．これは比較的中枢に近い気管支も障害を受けている時に生じ，1秒率は40％以下になっているといわれている．

■ 喘鳴音（wheeze）

　喘鳴音は喘息でもCOPDでも生じるが，ピッチが高いほど狭窄が高度であり，時として最重症の場合は喘鳴音が聴取されないこともある．また喘息では音の種類が比較的均一であり multiple monotonal wheeze となり，COPDでは多種類の音が

＊羽ばたき振戦の確認（p127）：これは筆者が研修医の時に，かつて舞鶴市民病院におられた城所望先生（現在は石垣島で複数施設にて外来や研修提携）から教えられたものである．文献的な裏づけはないが，経験的にはとても有用であると考えている．

表1 CO_2 貯留でみられる所見

平常時の $PaCO_2$ からの上昇	所見
5 mmHg	hot hand
10 mmHg	縮瞳，脈圧増大
15 mmHg	羽ばたき振戦，傾眠
30 mmHg	腱反射低下，昏睡
40 mmHg	乳頭浮腫，激しい頭痛

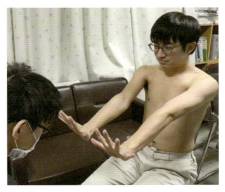

図12 羽ばたき振戦の確認
両手関節・肘関節を伸展させる．

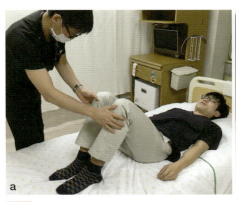 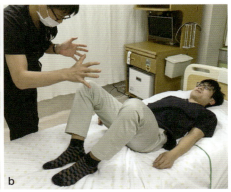

図13 意識障害時の羽ばたき振戦の確認
a：ひざを立てて保持する．b：保持を解除すると，両膝が外側にガクガクしながら開いていく．

混じり合い polytonal wheeze になるといわれている．しかし筆者の実際の経験では，喘息でもかなり polytonal に聞こえることがあり，この違いから基礎疾患を区別することはかなり困難である．他の所見と合わせて検討することが重要である．

打診

過剰共鳴音（hyper-resonant sound）

過膨張により打診によって音がよく響く．**心濁音界もなくなっている**時は前胸部のほうまで肺が過膨張になっていることを示唆し，重度の閉塞性肺疾患であること

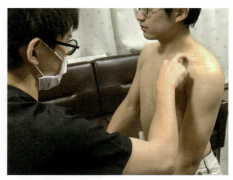
図14 肺尖部の打診
鎖骨は直接打診する．

が推定できる．打診は中指のDIP関節部を胸壁につけもう一方の中指で叩くが，肺尖部の打診は直接中指で鎖骨を叩くとよい 図14．

触診

触診によって，視診で観察したビア樽状胸郭，呼吸筋・呼吸補助筋の使用，Hoover徴候，気管短縮などをさらに確かめる．

■ 腹部所見

肺の過膨張によって横隔膜が平坦化するに伴い，上腹部で肝臓や心拍動を触知することがある．肝触知があれば肝腫大によるものを否定するため，打診で肝臓のサイズを測ろう．また心窩部の拍動が心尖拍動なのかどうかは，**心尖拍動では拍動が下肢方向に向かうが，大動脈瘤では腹部前方に向かう**ことから判断しよう．

その他の診察

■ COPD増悪時の所見

COPDの増悪は主に呼吸器感染が引き金となって生じ，低酸素により呼吸数が増加するため完全に息を吐ききれないまま次の吸気に移行するので残気量が増加し，より高度な肺の過膨張状態が生じる．また低酸素や肺高血圧のために血行動態が不安定となり，右心不全徴候を伴うこともある．

■ 胸郭の動きの異常

増悪時には過膨張肺による胸郭の運動が明確になる．つまり呼吸補助筋の使用，

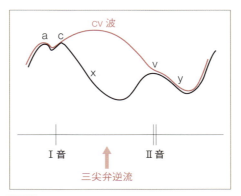

図15 cv 波
正常の頸静脈波形は，収縮期に三尖弁が心室に引き込まれ内向きに凹むが，三尖弁逆流では引き込みが跳ね返されるように外向きの拍動となる．実際はゆっくり立ち上がる波形として動脈拍動とは区別できる．

Hoover 徴候，肋間・鎖骨上窩の吸気時の陥凹などが顕著化する．

■ 右心不全徴候

COPD では慢性炎症により肺動脈壁の肥厚が生じて肺高血圧の状態になり，特に増悪時には右心不全徴候が顕著となることがある．具体的には下腿浮腫，頸静脈圧の上昇などが生じる．下腿浮腫は低アルブミンによるものと異なり，**圧痕が長時間残る slow pitting edema** となる．頸静脈圧は皮膚を通して内頸静脈の拍動がわかる最上部から胸骨角までの距離＋5 cm である．通常，頸静脈波形は I 音の後に心収縮により頸静脈内の血液が心臓に引き込まれるため一瞬虚脱するが，COPD で肺高血圧があると三尖弁逆流が生じ，**I 音の後は頸静脈波形が立ち上がる**ようになる．これを cv 波という 図15 ．患者を 30〜40°仰臥位とし右の頸静脈波形に目を凝らしながら，聴診器で心音を聞くか左の頸動脈を触診することで，心拍のタイミングをはかる．II 音のタイミングで**頸静脈が盛り上がれば**，それは cv 波である．

■ 身体所見と呼吸機能

これまでの研究により，呼吸器の身体所見と呼吸機能の客観的数字との関連が明らかになっている 表2 ．

表2 呼吸機能と身体所見の関連

呼吸機能	所見	備考
1秒率40%以下	吸気早期クラックル	聴診器を口元に
	バケツの柄運動の消失	肋骨の動きが固定
	吸気時の胸骨の前方運動の消失	—
1秒率50%以下	強制呼気時間6秒以上	思い切り息を吐くのにかかる時間
	心最強拍動点が剣状突起下	—
1秒量1L以下	胸鎖乳突筋の発達	—
	Snider match test	マッチの火を15cm離れた所から消せない
	心タンポナーデのない奇脈	—

呼吸器の診方（視診・触診を中心に）

呼吸器の診察では，可能なかぎり患者を椅子に座位とする．胸部を最初に診察したくなるが，緊急でなければ胸部以外の部分から開始することで漏れが少なくなる．手から見るとよい．具体的には四肢末梢のチアノーゼや浮腫，爪の変化，頸静脈圧，さらに咽頭，副鼻腔などを確認してから胸部の診察に移る．できるかぎり衣類を脱いでもらい，前胸部の視診，触診，打診，聴診を行い，その後，背部で同様に診察をする．

まず静的所見として胸郭や筋の異常があるかどうかを視診で確認する．次に動的所見として呼吸を普通にしてもらい，胸郭の動きや筋の収縮を観察する．視診でわかりにくい場合は適宜，触診を加えて確かめるとよい．

閉塞性肺疾患診察の落とし穴！

ばち指（clubbed finger）と関連？

以前は，ばち指とCOPDが関連しているといわれていた．しかし，その後の研究で，むしろCOPD患者にばち指はほとんどみられず，いまでは「COPD患者にばち指をみたら肺癌の合併を疑え」といわれている．ばち指は足のほうが感度が高

いという報告もあり，手だけでなく足の爪も観察するようにしよう．ただし，足は爪白癬のため評価が難しいことをよく経験する．

💥 他の合併症に注意！

閉塞性肺疾患はそれ単独で存在することもあるが，様々な併存状態を伴っていることが多い．低酸素に関連したうっ血性心不全や過膨張に関連した気胸などがその例である．また喫煙と関連して虚血性心疾患，肺癌，閉塞性動脈硬化症などが合併している可能性もあり，関連した病歴聴取と身体診察を同時にすべきである．

文献

1) 松本久子：喘息・COPDの病態—その違いを理解する．月刊薬事 56(3)：23-27, 2014.〈喘息とCOPDの病態の類似点，相違点を臨床から病態生理まで，最新のトピックも踏まえながら程よくまとめられている〉
2) 徳田安春：COPDにおいて注意すべき身体所見．治療 92(7)：1796-1801, 2010.〈COPDの身体診察を図を用いてわかりやすく説明している．本項ともかなり共通した内容となっており，身体所見の生じる機序が簡潔にまとめられている〉
3) Willis GC：Dr. ウィリス ベッドサイド診断—病歴と身体診察でここまでわかる！ 医学書院，2008.〈多くの総合内科医が尊敬する故Willis先生の名著．病歴，身体所見の威力がわかる．呼吸器の内容はかなり充実しており日常診療にすぐに役立てられる〉
4) 重森保人：Dr宮城の教育回診実況中継—ホンモノの診察技法と疾患を劇的に絞り込む思考プロセス．羊土社，2006.〈身体診察の第一人者宮城先生の回診のコメント集．もともと呼吸器科医である宮城先生の経験と研究に裏打ちされたクリニカルパールが満載〉
5) 松本　強：COPD患者の身体所見とその上手な取りかた—専門医紹介のタイミング．Medical Practice 23(6)：959-963, 2006.〈COPDの身体所見が詳細かつわかりやすくまとめられており，本項ともかなり共通するものがある．臨床研究に裏打ちされた，臨床所見から客観的な指標を予測する方法が満載〉

（濱口杉大）

消化器系

消化管出血を疑った時の身体診察

> 消化管出血を疑った時に意識する身体診察

バイタルサイン	・出血量　少：軽度の頻脈，ベッドサイド tilt テスト 　　　　　　中：頻脈，頻呼吸，脈圧狭小化，血圧低下 　　　　　　多：明らかなショックバイタル
視診	・顔面の血色 ・冷汗 ・眼瞼結膜蒼白(anterior rim pallor) ・口腔内の血液，残渣 ・衣類の血液や黒色残渣による汚染 ・手掌の蒼白(palmar crease pallor) ・爪床の蒼白，capillary refill time ・肛門(痔核など) ・おむつの中 ・便の性状
聴診	・胸部(誤飲評価) ・腹部(蠕動音，振水音評価)
打診	・鼓音/濁音，局在した tapping pain
触診	・腹膜刺激症状 ・限局性の圧痛とその部位
その他	・直腸診(便の色，性状，潜血反応) ・嗅診(口腔内のにおい，便臭)

表1 出血部位における定義の違い

部位	定義
上部消化管出血	Treitz 靱帯より口側で，食道，胃，十二指腸からの出血
下部消化管出血	Treitz 靱帯より吻側で，主に肛門からの出血．直腸を含む大腸と小腸も含まれる

　目の前で血を吐き，真っ赤な血液が肛門から出ていれば誰もが想起しやすい消化管出血．近年の H. pylori の診断と治療，胃酸分泌抑制薬による薬物治療，また内視鏡的診断と治療の急激な進歩により，消化管出血の診断と治療は格段に容易になった．しかし上部消化管出血は，虚血性心疾患の既往に対するアスピリン，慢性疼痛に対する NSIADs などの内服増加に比例し，高齢者では増えてきている．消化管出血は容易に出血性ショックに陥りやすく，preventable death を確実に救命するためには，ショックに移行する前の適切かつ迅速な判断が必要である．出血源は上か？下か？出血源の特定が実は思った以上に簡単ではないことは，臨床経験のある読者であれば想像に難くないだろう．丁寧な病歴聴取と見えにくいところまで検索する丁寧な診察が必要となる．

消化管出血の病態と身体診察

　消化管出血を疑った際に一番重要なことは，上部消化管出血なのか，下部消化管出血なのか，出血源を検索することにある．消化管出血の臨床の面白さはここに集約される．まずは定義を正確に押さえよう **表1**．定義のうえでは，出血源の解剖学的な位置がきわめて重要である．

　消化管出血を疑った時の便の観察を含む身体所見をマスターするために，下記の4つの軸で病態を理解し，常時検討することを提案する．①出血源の位置，②血液のヘマチン化，③管腔内に滞在した時間，④それ以外の原因の検討である **表2**．

　つまり，どの解剖学的位置からの出血で，どれくらいの時間がかかり口側ないし肛門側から排出されたのかを推察しながら所見を集めていく．

　上部消化管出血の場合は，腸管腔内に排出された血液は口側から排出されるか，管腔内にとどまり，赤血球内のヘモグロビンが胃酸により酸性化されて黒褐色のヘマチンへ変化しやすい．口側から排出された場合は吐血（hematemesis）と定義さ

表2 消化管出血で考慮すべき4つの軸

4つの軸	消化管出血で考慮すべき病態
出血源の位置	解剖学的な位置を考慮する．Treitz靱帯，結腸の中での位置など
血液のヘマチン化	胃酸の影響を受けやすい場所であるかどうか
管腔内に滞在した時間	上部でも大量にかつ素早く排出されれば鮮血を示す．下部でも長時間滞在すれば黒色化することがある
それ以外の原因の検討	鼻血，口腔内出血．薬剤性〔鉄剤，一部の胃薬（マーロックス®など），一部の下剤（マグネシウム製剤など）〕．食事性

れ，概ね200 mL以上の出血がある場合に嘔吐を誘発しやすいとされる．上部消化管からの出血が肛門側から排出された場合は下血（melena）と定義される．

下部消化管出血はヘモグロビンのヘマチン化が起こりにくいことと，肛門側であればあるほど，管腔内の滞在時間も短いために，鮮血を呈すると考えれば理解しやすい．よって，直腸やS状結腸，下行結腸はいわゆる**真っ赤な血便**（hematochezia）であるが，**便の貯留や停滞があった場合，小腸や右側結腸からの出血であった場合には便の黒色化を示すことがありうる**．また管腔内に漏出した血液はそれ自体が腸管の蠕動を促進し，強力な下剤効果を持っている．それゆえ，固形便の後に赤褐色便が遅れて排出されることがあり，また血液が腸を急激に通過する著明な上部消化管出血では血便様の鮮血を呈することがあることは知っておきたい．

消化管出血の病理学的解剖　下血・血便の違いを極める

ここからは消化管出血の診察に必要な解剖学的知識と，診療に必要な知識について言及する．

消化管出血において最も有名かつ重要な構造といえばTrietz靱帯であり，十二指腸と空腸を隔てる解剖学的なランドマークである 図1 ．前述した上部消化管出血と下部消化管出血の定義から，すべての消化管出血はここを起点として考える必要がある．Trietz靱帯は後腹膜に固定されており，ここを越えると小腸は腸間膜に吊り下げられた可動性のある形態となる（つまり内視鏡の操作が難しい）．小腸は教科書的には口側の2/5が空腸，残りの3/5が回腸とされているが，その境界は明瞭ではない．回腸末端では回盲弁（Bauhin弁）が大腸の内容物が小腸に逆流するのを防

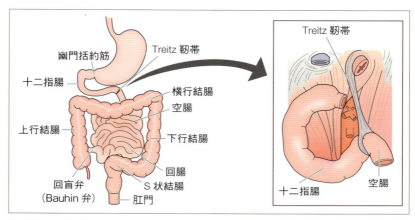

図1 Treitz 靱帯
消化管出血は Treitz 靱帯が境となる．出血が Treitz 靱帯より口側であれば上部消化管出血，吻側であれば下部消化管出血となる．

いでいる．この機序により大腸内視鏡の操作で小腸内により多く鮮血が確認され，上部消化管内視鏡では何も見られないということが，小腸出血の診断を疑う根拠になる 図1．

　結腸は，上行・横行・下行・S 状結腸の 4 つの部分からなる．直腸は S 状結腸から肛門を結ぶ約 20 cm の管で，さらに直腸 S 状部，上部直腸，下部直腸に分けられる．結腸は，小腸で栄養を吸収された食物残渣から，水分を吸収し便を作る．結腸に到達した時の食物残渣の 90％はドロドロの泥状で固形物は乏しく，食事から排便に至るまで約 1〜3 日かかり，大腸には計 12〜24 時間以上とどまるとされる．

　よって**上行結腸など口側の出血源では血が練り込まれた便になる**ことがあり，出血源の推測の一助となる．直腸は便の貯留の役割を果たし，基本的に吸収機能は乏しい．よって**肛門側の出血源では真っ赤な鮮血が固形便の周囲に付着するような形**状をとることが多い．

下血と血便

　本邦で診療を行う際に非常に重要な問題となるため，「下血」と「血便」について言及する．**下血**(melena)は，**上部消化管出血に由来する黒色便・タール便**のことで，90％以上で Treitz 靱帯より口側からの出血を示唆する[1]．一方で**血便**(hematochezia）は肛門から赤色便が排出されることであり下部消化管出血を意味する．これは世界的には常識であり，英国系，米国系のどの教科書にもはっきりと分類して記述されている．これは便の分類や観察が出血源の推定につながり，検査方針や治療方針に寄与するためである．

しかしながら本邦では，便の分類としての下血の意味以外に，肛門から血液成分が排出される現象を総称して「下血」と用いていることがあり，医師の中でも混乱を招いている*．消化器内科医にコンサルトする際には，便の色が黒かったのか，真っ赤だったのかを意識して用語を使い分けてもらいたい．

診察の極意

目の前で吐血や下血・血便の所見が確認できれば消化管出血の想起は容易だが，それらがみられない場合は病歴聴取と身体所見に，より力を入れる必要がある．

消化管出血の病態が容易に想起される場合

出血で来院した場合には，診察時のしつこいほどの情報収集が診断と治療に直結する．口側からの出血では，それが喀血なのか吐血なのかを判断するための問診と視診が重要であり，咳をしたまさにその瞬間に血液混じりのものを吐いたのか，あるいは複数回嘔吐後に血を吐いたのか，嘔気を催すようなムカつきがあり血を吐いたのかを問い，見分ける必要がある．後二者であれば上部消化管出血である可能性がきわめて高い．

一方で，便に血が混じるなどの主訴で来院した患者に対しては，その便の色に着目することが一般的な戦略となる．しかし，便の色に着目した消化管出血部位に関する報告では，高度の血便患者の中に11％の上部消化管出血が，9％は小腸出血が混じっていたとされる[2]．色調のみの情報だけでは判断が困難なため，性状（形，におい，便と血液の割合，血液の付着の仕方など）に対する執拗なほどの問診，視診，便の直接観察が時に有効である．

---

*『広辞苑 第6版』でも，下血は「種々の疾患により消化管内に出た血が肛門から排出されること」と一般用語として記載されており，これが広く浸透していること，また「melena」を翻訳する際に「下血」という言葉が当てられたことが混同の理由ではないかと筆者は考えている．

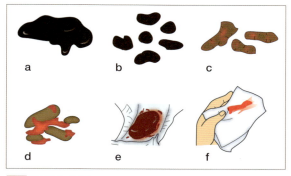

図2 下血と血便
a：黒いタール便．b：黒い固形便．c：赤い血液が練り込まれた便．d：まわりに赤い血液が付着した便．e：大量の鮮血のみ．f：トイレットペーパーに付着した血液．

表2 で述べた4つの軸と，病態と鑑別診断を考慮しながら，下記を考える．

黒いタール状の便であれば量は少なくとも200 mL〔文献3〕によれば50 mL以上で起こりうる〕以上の出血が考慮され，独特の**酸っぱい血液臭**がする 図2a．黒い固形便であれば，結腸から直腸内に停滞していた時間が比較的長期であると思われるため，上下部両方を考慮しなければならない 図2b．**便の中に赤い血液が練り込ま**れていれば，固形便が形作られる前の部位で出血しており，肛門側から距離があることが想定される 図2c．逆に**便のまわりに赤い血液が付着**している場合には便が形作られた後の出血，つまり直腸から遡り下行結腸付近までが出血源として想定される 図2d．便器やおむつに**大量の鮮血のみ**がみられるような血便は，便塊がすでに排出された後であり，中等度以上の結腸からの出血か，大量かつかなりの速度で出血している上部消化管出血を考慮しておかなければならない 図2e．最後に，**排便後に数滴ポタポタ**と落ちるように出血がみられたり，トイレットペーパーで拭いた時に**血液が付着**したなどであれば，より直腸から肛門の病変を想起できる 図2f．

以上のように，同じ消化管出血でも4つの軸と病態を考慮しながら情報を集めれば，診断に有効だ．また昨今では，患者自身に携帯電話のカメラで写真を撮ってきてもらうことが多く，有効活用したい．

消化管出血の病態が想起困難な場合

めまい，ふらつき，失神，痙攣，腹痛などの主訴で来院した消化管出血の患者

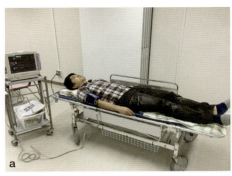
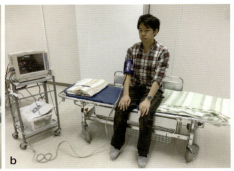

図3 ベッドサイド tilt テスト
2分以上仰臥位の状態を保ち，血圧と脈拍を測定する（a）．その後，座位の姿勢で1分後，2分後と同様に測定し（b），脈拍が30回/分以上の増加ないし，収縮期血圧10～20 mmHg以上の低下がみられれば陽性とする．

で，出血量が乏しく，下血・血便が確認できない場合の診断は容易ではない．下記の診察と身体所見の項目を1つひとつ分析的に確認していくことが重要で，消化管出血をさらに想起しやすくなる．

■ バイタルサインの診方

　通常，消化管出血のみの病態では発熱は起こりにくく，炎症性腸疾患や悪性腫瘍，ならびに感染症に易出血性の病変が合併した状態などが考えられ，鑑別診断の一助となる．バイタルサインで着眼すべきポイントは，脈拍数と血圧の変動である．上部消化管出血における死亡率評価のスコアリングで有名なRockallスコアの内視鏡前評価項目では年齢，収縮期血圧，脈拍，既往歴のみが採用されており，**頻脈100回/分以上，収縮血圧100 mmHg以下が1つの指標となっている**[4]．

　出血量が循環血漿量に対して15％未満と少量である場合には，**安静時の頻脈がまず最初に出現**するため，早期診断の一助となりうる．少なくとも，血管内容量の15％以上が喪失した**中等度以上の出血の場合には，起立性低血圧がみられる**とされている．しかし，これを検出する検査であるtiltテストの統一された方法や厳密な定義は，実は存在していない．一般的には，仰臥位から立位になった時に最低20 mmHg以上の収縮期血圧の低下，ないし脈拍数20回/分以上の増加を陽性とする．本邦では，これを利用した簡易検査として，座位までを行うベッドサイドtiltテスト 図3 が普及し，様々な教科書に紹介されている．しかし体位によりその有効性が変動し，血圧低下，脈拍数増加のカットオフ値も定まっていないのが現状であ

り，文献的にも乏しい．除外診断に使用することは難しいが，1つの参考所見としては有用であると考える．

　一方で呼吸数は，出血に伴う末梢への酸素供給量を補うため，安静時でも増加する．血管内容量の40％以上が喪失した場合には仰臥位で血圧低下を認め，明らかな頻脈と頻呼吸，ショックバイタルを呈す．ショックに関する詳細は他項(➡p14)に譲る．

視診

　消化管出血を疑った時に視診からの情報が一番有用であることは，経験からおわかりかと思う．診察の順序は教科書などに則る必要はないが，網羅的に観察できるようにしておきたい．出血を想定する場合には，衣服の汚染，口腔内・鼻腔内の血液や残渣，おむつの中の便に至るまで自分で確認し，肛門に指を入れて付着した便も必ず観察しよう．ナースコールで呼ばれた場合にも，他者の情報を鵜呑みにするのではなく，必ず自分で便を観察する習慣が経験値を高めていく．面倒だったり，人が見たがらない部位にこそ，見逃しや診断にたどり着くポイントが隠れていたりするものだ．

■ 貧血

　急性出血ではバイタルサインが鋭敏であるが，慢性出血では顔色，眼瞼結膜，爪床，手掌の溝などの蒼白化に着目する．貧血に対する視診の評価は，観察者の主観に依存することが大きく，手掌，爪，結膜，顔面の蒼白などの得られる情報を総括すると，感度19～70％，特異度70～100％とされている．確実な除外は難しいが，貧血を絞り込むには有効である．

■ 眼瞼結膜の貧血の診方

　両側の眼瞼を引っ張り，できるだけ自然光で観察する．単に白っぽく見えるかどうかではなく，眼瞼の手前側(anterior rim)と奥側を比較することが重要である．正常者であれば，手前側にかけて帯状の赤みが増してくるが，貧血患者ではこれが消失し，手前と奥側で差が消失して見える[6] 図4．

■ 爪の診方

　患者の手指を伸展させて，自分と比較する．俗にいう匙状爪(koilonychia)は慢性貧血を示唆する．蒼白であれば，爪を圧迫してみる．capillary refill timeを評価するのとは異なり，圧迫解除後も持続して蒼白が残れば爪床の蒼白といえる．

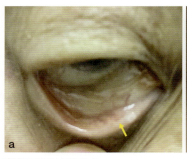 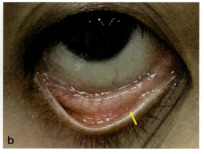

図4 眼瞼結膜蒼白
鉄欠乏性貧血の眼瞼結膜(**a**)．正常所見(**b**)と比べて，手前と奥側の結膜の部位双方が蒼白である．

*

　肝疾患，血液疾患や抗血栓薬を内服することが多い心血管系などの身体所見は他項に譲る．肝疾患(黄疸，手掌紅斑，腹壁静脈の怒張，くも状血管腫など)の身体所見は食道静脈瘤や痔出血などに関係するため，ぜひ一読いただきたい(➡ p170)．

腹部の診察
　腹部一般診察に準じるため，詳細は他項に譲る．
■ 腹部聴診
　消化管出血を疑った際に聴診するポイントは，**腸蠕動音が亢進しているか，低下しているか**の判断である．時計を見ながら，聴診部位は臍周囲部に1点行う．腸蠕動音低下とは30秒以上聞いても聴取できない場合，腸蠕動音消失とは2分間ほど聞いても聴取できない場合とされ，消失の場合は麻痺性イレウスなどが示唆される．
■ 腹部打診と触診
　限局する圧痛があるかどうか，消化管穿孔などに伴う腹膜刺激症状があるかどうかを確認する．ここでは詳細な鑑別診断は割愛するが，たとえば突然発症の鮮血便を主訴に来院した患者の診察では，**虚血性腸炎では左側優位に急激な圧痛を伴う腹痛**があることが多い．また感染性腸炎や憩室炎などの炎症症状を伴う場合にも，限局する圧痛が認められることが多い．一方で，**憩室出血の場合は鮮血便の量も多く，自発痛や触診での圧痛は伴わない**．

表3 消化管出血の鑑別

腸管外出血	鼻出血，口腔内出血，喀血
潜血偽陽性	肉の生食，果物（メロン，グレープフルーツ，イチジク），野菜（大根，カリフラワー，ブロッコリー，カブ）

その他の診察

■ 直腸診

消化管出血を考慮した場合，直腸診は必ず行う．その際，これまで述べてきた内容を意識しながら行うとよい．筆者は研修医時代に英国人の指導医より「直腸診を行わなくてよい時は，患者に穴がないか，自分に指がない時だけだ」と教わった．

■ 嗅診

口腔内，吐物，便のにおいから病因を推定する一助とする．本項で記述した内容は，本邦の教科書にはあまり記載がないが，検査方法のなかった明治時代の初期までは立派な身体所見法であった．

消化管出血の落とし穴！

 血便＝下部消化管出血，ではない！

> 60歳の男性．赤い大量の血便を主訴に救急外来を受診．バイタルサインや身体所見では特に問題なく，血便から下部消化管出血と思い込み，消化器内科医にコンサルトした．待機的内視鏡目的で観察入院となったが，翌日早朝にショックとなり，緊急内視鏡を施行したところ十二指腸からの出血であった．

本項で述べた症状や身体所見などは，どれか1つで安易に判断できるものではなく，効率的にすべての所見を漏れなく拾うことで，より的確な判断を下すことができる．上記症例は出血部位の思い込みであり，血便の過小評価であった．しかし，このような症例は枚挙に暇がない．1つの情報（便の色だけ）を判断材料に信じ込んでしまうと，足元をすくわれるため，総合的に判断する必要がある．

💥 消化管出血との鑑別が必要！

　番外編として，消化管出血の顔をした誤解しやすい鑑別疾患を **表3** に挙げる．喀血以外は問題となりにくいが，大量喀血は気道閉塞により致死的であるため，詳細な問診と胸部の聴診から絞り込む必要がある．

文献
1) Bull-Henry K, et al：Evaluation of occult gastrointestinal bleeding. Am Fam Physician 87(6)：430-436, 2013.
2) Doherty G(ed)：Current Diagnosis and Treatment：Surgery, 13, p493, McGraw-Hill, 2010.
3) Farrell JJ, et al：Review article：the management of lower gastrointentional bleeding. Aliment Pharmacol Ther 21(11)：1281-1298, 2005.
4) Ebell MH：Prognosis in patients with upper GI bleeding. Am Fam Physician 70(12)：2348-2350, 2004.
5) Witting MD, et al：Defining the positive tilt test：a study of healthy adults with moderate acute blood loss. Ann Emerg Med 23(6)：1320-1323, 1994.
6) Manesh RS, et al：Palmar crease pallor. J Gen Intern Med 30(7)：1034, 2015.
7) Sheth TN, et al：Initial management of acute upper gastrointestinal bleeding：from initial evaluation up to gastrointestinal endoscopy. J Gen Intern Med 12(2)：102-106, 1997.

〈和足孝之〉

COLUMN 6

当直サバイバルで学んだこと

　筆者は後期研修終了後に約1年間，関東一帯の救急告示病院を回り，その施設の迷惑や患者の不利益にならないかぎり「患者を断らずに受け続ける」当直業務をしていた．

　大病院で研修した筆者は夜間のMRIやCT，緊急内視鏡や手術，技師によるエコーだけでなく，他科のコンサルトさえも24時間当たり前だと勘違いしていた．他の病院や施設からの紹介状を見ては，診療が十分なされていないと溜息をつきながら嘆いていたこともあった．

　しかし様々な病院で当直業務をしてみると，ある病院では看護師と2人だけでX線を含むすべての検査を行いながら来院患者を診察しなければならず，ある場所ではCBCと血糖と血液ガスのみで判断を迫られることになった．非常勤医師として各病院で連戦し，限られた環境に身を置くことで初めて自覚したことがある．それは，いままで「自分の臨床能力」だと思っていたものは，全く自分の力などではなく，実は各科の医師，検査の体制，入院施設など他の要素で守られていたにすぎないということである．

　日本のERの父，寺澤秀一先生はよく講演で「ハンディキャップがある環境のほうが医者として鍛えられ，そして知恵がつく」とおっしゃっている．1人で診療を行う環境では，自分の感覚を研ぎ澄まし，患者にとってベターな判断をするために病歴聴取と身体所見をフル活用しなければならない．もしかしたら，そういう環境こそが真の臨床能力を身につけるには絶好の場所なのかもしれない．

〈和足孝之〉

消化器系

虫垂炎を疑った時の身体診察

虫垂炎を疑った時に意識する身体診察

バイタルサイン	・微熱（〜38.0℃）
視診	・右側腹部膨隆 ・咳徴候（cough sign） ・踵落とし試験
聴診	—
打診	・局在した tapping pain
触診	［仰臥位］ ・McBurney 点の圧痛 ・Lanz 点の圧痛 ・Rovsing 徴候 ・閉鎖筋（obturator）徴候 ［左側臥位］ ・Rosenstein 徴候 ・腸腰筋（psoas）徴候 ・直腸診
その他	・右側腹部の知覚過敏 ・Carnett 徴候陰性

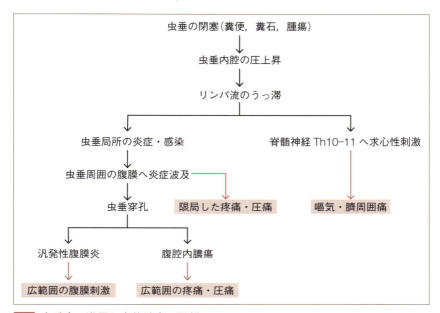

図1 虫垂炎の進展と身体診察の関係
虫垂炎の診察所見は局所の炎症と関連痛を意識して認識するとよい.

　虫垂炎は急性腹症の最も基本的疾患の1つであり，診断の遅れや見逃しは穿孔性腹膜炎や敗血症により命の危険につながることがある．虫垂炎の診察といえば，McBurney点の圧痛に関してはおそらく知らない医師はいないほど有名であろう．しかし患者の訴えや身体診察所見が典型的ではないことも少なくなく，丁寧な診察が正確な診断のカギとなる．

虫垂炎の病態と身体診察　図1

　まずは 図1 の虫垂炎と身体所見をゆっくり眺めていただきたい．虫垂炎は病態の進展によって，様々な自覚症状，身体診察所見を認める．病初期にみられる嘔気や臍周囲痛は関連痛由来であり，その後に現れる右下腹部痛は局所の腹膜刺激症状によるもので，それぞれの所見により現在の虫垂の状態・位置を推定することが可能である．逆に右下腹部痛以外のこれらの症状も，一度は虫垂炎を疑う所見である．

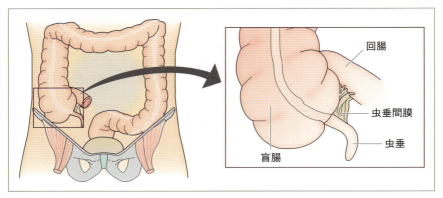

図2 虫垂の診察に必要な解剖
後腹膜に固定された上行結腸と固定のない回腸の間に，虫垂間膜により回腸末端に固定されているのが虫垂である．

虫垂の解剖 図2

　種々の虫垂炎の症状を理解するためには，虫垂の解剖学的特徴を熟知しておく必要がある．

　上行結腸は後腹壁に固定されている．盲腸は上行結腸の最初の部分だが，腹腔内に固定されずに位置している．小腸は腸間膜にぶら下がっており，それぞれの腸間膜が折りたたまれて腹腔内に収まっている．虫垂は盲腸から出る管腔であるが，同様に虫垂間膜により，回腸末端に固定されている．

虫垂の3つのバリエーション

　虫垂炎を診察する際，まず意識しておきたいのは，虫垂が必ずしも**右下腹部に**あるとは限らないということである．

■ 回盲部の位置

　図3a に示すように，回盲部は右季肋部から骨盤底部まで様々な位置にあり，必ずしも骨盤内に存在するとは限らない．

■ 虫垂の長さ

　成人の虫垂の長さは約 10 cm であるが，個人差も大きい．虫垂先端が左側腹部まで伸びた場合，左側腹部痛としてみられることもある．

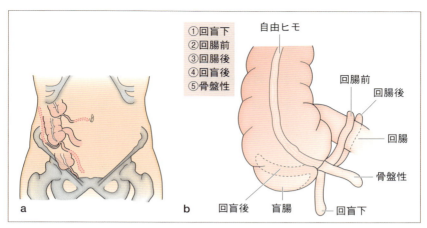

図3 可動性に富む虫垂
虫垂は回盲部の高さ，虫垂の長さ，深さにより，その位置に様々なバリエーションがある．

■ 虫垂の深さ

　虫垂が腹腔内の前後どの相に存在するかは虫垂炎の身体診察に大きく関わる．図3bのように虫垂の伸びる方向で分類されるが，浅層に伸びれば腹壁の痛み・圧痛が強くなるが，深層に伸びれば腰痛あるいは腰部叩打痛を認めることが多い．
　後述する回腸後，回盲後，骨盤内に伸びた虫垂炎は診察所見に乏しいことが多く「隠れ」虫垂炎といわれるが，虫垂炎の約30％を占める．

診察の極意

　ここからは患者が診察室に入ってきてから，虫垂炎を疑い，絞り込み診察までの流れを述べる．

視診
■ 診察室のドアが開いた際に気を付けるべきこと
■ 姿勢
　虫垂炎を疑う姿勢は，やや前屈みあるいはやや右に傾いている場合である．痛みを伴う部位をかばう様子がみられる．虫垂の位置が回盲後の場合，腸腰筋に炎症を伴うため背筋を伸ばすことができず，やはり前屈みになる．

■ 手をどこに置いているか

病初期であれば心窩部に，やや時間が経っていれば右側腹部あるいは背部を押さえて診察室に入ってくるかもしれない 図4．

■ 問診を終え，診察ベッドに寝かせるまでに行うこと

■ cough test

局所の腹膜炎を伴う場合は，咳をすることで局所(右側腹部)の痛みを伴う．

■ 踵落とし試験

立位の状態から背伸びをするように両足の踵を上げ，そのままストンと勢いよく踵をつけると，局所(右側腹部)に痛みが走る．cough test と同様に局所の腹膜刺激を起こす所見である．

■ 仰臥位にして観察すべき所見

■ 腹部の膨隆

まず腹部の**側面から腹壁の膨隆の有無**を視診する．膿瘍形成まできたした虫垂炎の場合，右側腹部の膨隆が観察される 図5．また局所の腹膜刺激所見が強い場合には，皮膚の局所が緊張している可能性がある．

聴診

虫垂炎の場合，**特異的所見は認めない**．虫垂炎から腹膜炎に波及した場合，腸管の蠕動が低下する可能性がある．

打診

■ 限局した tapping pain 図6

虫垂炎を疑った際，患者に触れる時にまず行うべき診察法である．検者は利き手の指先を**手首のスナップをきかせて軽くタップするように患者の腹壁を一定のリズム**で叩いていく．疼痛を訴えない場所から開始し，最も痛みを訴える所に近づいていく．打診音を確認する診察ではないため，通常の打診とは違い，**打鍵板となるもう一方の手は添えずに行う．**

tapping pain は局所の腹膜刺激症状であり，虫垂炎の場合，狭い範囲での疼痛を訴える．広範囲に tapping pain を認める場合は，虫垂の穿孔を疑う．

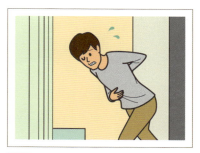

図4 虫垂炎を疑う第一印象

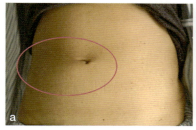
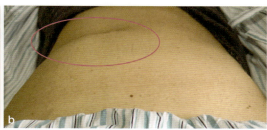

図5 膿瘍形成をきたした虫垂炎
膿瘍形成した虫垂炎により右側腹部が膨隆している．目線を腹壁に合わせるとわかりやすい．

触診

　虫垂炎の診察で最も「面白い」診察である．前述した解剖を意識して，どの高さに，どの深さにあるかを意識しつつ丁寧に行う．診察に流れをもたせて，以下に述べる所見をすべてとることにより，炎症を起こしている虫垂の位置を推測することができる．

■ 仰臥位の診察

　仰臥位で tapping pain の有無を確認したら，そのまま仰臥位で痛みを伴わない部位から軽い触診を行い，一番痛みが強い場所は最後に行う．

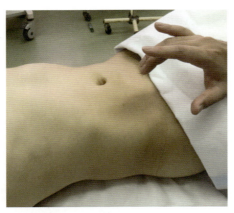

図6 虫垂炎の鑑別で行う打診
手首のスナップをきかせて軽くタップする.

> **腹部の触診法**
>
> 　患者の腹壁の緊張をとるため,患者の膝を立てて行う.腹部の圧痛を調べる場合,検者は指先を意識して利き手を患者の腹壁に添える.**軽い触診の場合は片手でわずかに力を加え,腹壁を圧迫する.**強い圧迫を行う場合は,**もう一方の手を腹壁に添えた手の上に置き,強く圧迫する.**この時,腹壁側の手には力を入れず,センサーとして意識を集中することが重要である.強い触診では,腫瘤の有無,拍動の有無,肝臓・脾臓などの腹腔内臓器の辺縁を調べ,圧痛を伴う部位では反跳痛(素早く手を離すことで圧迫よりも増強する疼痛)を調べる.
>
> 　ただし腹痛が強く,tapping pain も強く認める場合には,すでに腹膜炎を起こしている可能性が高いため,軽い圧痛と腫瘤の有無にとどめ,無理に強い圧痛・反跳痛の確認まで行う必要はない.

① McBurney 点の圧痛　図7a・b

　臍と前腸骨棘を結ぶ線を三等分した前腸骨棘側の部位を McBurney 点と呼ぶ.虫垂炎に最も典型的な圧痛部位であるが,解剖 図2 と照らし合わせると,炎症の局在は右下腹部で回盲前部にあることがわかる.

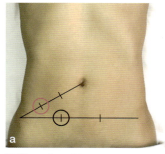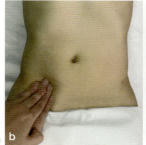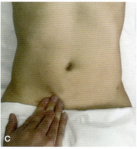

図7 圧痛の確認
a：McBurney 点（○），Lanz 点（○）．b：McBurney 点の圧痛の診察手技．c：Lanz 点の圧痛の診察手技．
圧痛点はピンポイントに押さえる．

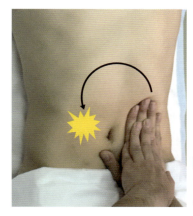

図8 Rovsing 徴候
手掌全体で下行結腸を圧迫するイメージで押さえると圧が上行結腸まで逆行性に伝わり，右下腹部に痛みが生じる．

② Lanz 点の圧痛　図7a・c

左右の前腸骨棘を結ぶ線を三等分した右 1/3 の点を Lanz 点と呼ぶ．McBurney 点よりも骨盤腔内よりに炎症の局在を示唆する．

③ Rovsing 徴候　図8

下行結腸を圧迫するイメージで，**左側腹部を手掌全体で圧迫**すると右下腹部の痛みが増強する．下行結腸を圧迫することで結腸内の圧が高まり，結腸を伝わって疼痛部位まで痛みが響くために起こる．虫垂炎の触診法で唯一，解剖学的位置に関与しない所見である．

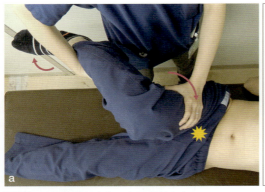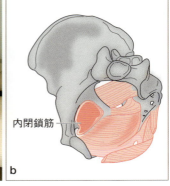

図9 閉鎖筋徴候（**a**）と内閉鎖筋（**b**）
右大腿を屈曲し，股関節を内転させると内閉鎖筋が伸展する．

④ 閉鎖筋（obturator）徴候　図9

　患者の右下肢を屈曲させ，検者は右手で踵を抱え，左手を患者の膝関節に添えて，**股関節を内転させるように動かす**と右鼠径部に痛みが誘発される．内閉鎖筋 図9b 周囲の骨盤内前方にまで落ち込んだ虫垂の炎症が，閉鎖筋の収縮によりその周囲を刺激するため，痛みが誘発される．
　①，②，④の所見で疼痛を認めれば，虫垂は前方に位置することが推測される．

■ 仰臥位から左側臥位へ

　①〜④の手技が終了したら，仰臥位のままもう一度 McBurney 点 図7b に手を添える．

⑤ Rosenstein 徴候　図10

　仰臥位でもう一度 McBurney 点を圧迫し，そのまま患者を左側臥位，あるいは腹臥位に近い体位にする．左側臥位での圧痛が仰臥位での圧痛より強ければ Rosenstein 徴候陽性である．この時，虫垂の炎症は前方（腹側）に局在することを示唆する．

⑥ 腸腰筋（psoas）徴候　図11

　検者は患者に下肢に力を入れないよう指示した後に，右手で患者の右下肢を持ち，左手は患者の右腰部に添えて，**右下肢を股関節から背側へ伸展させる**．この時，右背部〜殿部にかけて疼痛が誘発される場合，腸腰筋徴候陽性である．腸腰筋

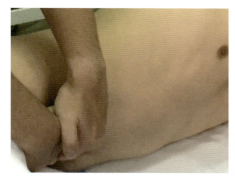

図10 Rosenstein 徴候
McBurney 点に圧を加え，左側臥位にすると痛みが強くなる．

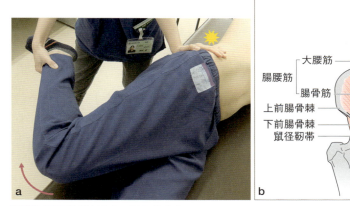

図11 腸腰筋徴候（**a**）と腸腰筋（**b**）
右大腿を後方に引っ張ると腸腰筋が伸展し，痛みが誘発される．

は大腰筋と腸骨筋からなり，大腰筋は腰椎，腸骨筋は腸骨から起こり，いずれも骨盤内背側を通って大腿骨の小転子に停止する **図11b**．いずれも後腹壁に位置するため，後腹壁に接する虫垂炎（特に回盲後），骨盤内に落ち込む虫垂炎である可能性が高くなる．

⑦ 直腸診 **図12**

　虫垂炎を疑い直腸診を行う場合には，潜血の有無や腫瘤触知の有無をみる目的で行うよりも，**虫垂が直腸あたりまで落ち込んだイメージを描きながら行う**．指先で患者の右下腹部を突き上げるように刺激を与える．直腸診での圧痛は，骨盤深部での虫垂炎を示唆する．

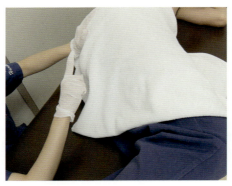

図12 直腸診
直腸診は虫垂が骨盤内に落ちてきているイメージをしながら特に右下腹部に圧を加える．

*

　以上7つの手技は単に虫垂炎診断のための感度・特異度を上げ下げする診察ではない．病歴で虫垂炎を疑い，触診で虫垂炎の局在を推定することで，後に行う超音波検査やCT検査の読影精度を上げることができる．どれかを行えばよいという診察法ではなく，すべてを手際よく行い，炎症の位置を推定することが非常に大切である．

虫垂炎診察の落とし穴！

「隠れ虫垂炎」に注意！

　腹部所見に乏しい虫垂炎が存在する．虫垂は後方から前方にかけて，後腹膜（腸腰筋），大腸間膜，小腸間膜，腸管，前部腹膜のいずれかの層に挟まれて存在する．回腸後方（post-ileal）へ伸びた虫垂が小腸間膜と大腸間膜に挟まれると，腸間膜がクッションとなり局所の圧痛を欠くことがある．このような「隠れ虫垂炎」は穿孔を起こすリスクが高い．

回盲部は病気の宝庫！

　虫垂炎の身体診察は虫垂の炎症と周囲に波及した炎症により一連の徴候をとる．すなわち，回盲部周囲の炎症を起こす疾患は同様所見をとりうる．回盲部憩室炎，Meckel憩室炎，回盲部炎（*Salmonella*, *Campylobacter*, *Yersinia*を代表とした細

菌性腸炎），腹膜垂炎，骨盤内炎症性疾患(PID)，異所性妊娠，卵巣出血などを鑑別に挙げる．

文献

1) Birnbaum BA, et al：Appendicitis at the millennium. Radiology 215(2)：337-348, 2000.
2) Guidry SP, et al：The anatomy of appendicitis. Am Surg 60(1)：68-71, 1994.
3) Mwachaka P, et al：Variations in the position and length of the vermiform appendix in a black kenyan population. ISRN Anat 871048, 2014.
4) Hardin DM Jr, et al：Acute appendicitis：review and update. Am Fam Physician 60(7)：2027-2034, 1999.
5) Golledge J, et al：Assessment of peritonism in appendicitis. Ann R Coll Surg Engl 78(1)：11-14, 1996.

（平島　修）

消化器系

腸閉塞を疑った時の身体診察

腸閉塞を疑った時に意識する身体診察

バイタルサイン	・血圧・脈拍の起立性変化 ・ショックインデックス ・体温
視診	・腹部手術痕（鼠径部・下腹部を忘れずに） ・蠕動が見えるか ・腹部膨満 ・鼠径ヘルニア・腹壁瘢痕ヘルニア
聴診	・腸蠕動音（亢進・低下） ・振盪音（succussion splash）
打診	・打診での疼痛：腹膜炎 ・腹水との鑑別（shifting dullness，側腹部濁音，パドル徴候など）
触診	・圧痛の有無や局在 ・腹膜刺激症状の有無 ・波動の触知 ・直腸診
その他	・Howship–Romberg 徴候

腸閉塞の病態と身体診察

　腸閉塞は腸管の管腔内容物の正常な流れが中断された際に発生し，その成因によって，機械的閉塞や機能的閉塞に分類することができる．多くの臨床医が診療経験がある病態であると同時に，"痛い目"にあっている病態ともいえるのではないだろうか．腸閉塞を疑った際には，その原疾患や病態を意識し鑑別疾患を考えながら，緊急手術になる可能性も考慮して診察に当たることが重要である．

腸閉塞とイレウスの違い

　「腸閉塞」と「イレウス」という2つの言葉を聞いた時に，読者の皆さんはその違いを説明できるだろうか？　本邦ではこの2つの用語はしばしば混同されている．英語に変換すると違いがわかりやすく，**腸閉塞**は obstruction，**イレウス**は ileus である．前者はいわゆる**機械性**で腸管の物理的な閉塞によって起こるものであり，後者は**麻痺性**で機械的閉塞はなく種々の要因によって蠕動運動が低下している状態を指している．ただ，様々な教科書などを見ても機械的な閉塞に「イレウス」という用語が用いられているし，腸閉塞という用語の中に麻痺性の機能性閉塞も包括されている．本項では，「イレウス」という用語は原則用いず，「腸閉塞」で統一して解説していく．

　また，同じ腸閉塞でも小腸閉塞と大腸閉塞は原疾患も病態も大きく異なるため，分けて考える必要がある．**小腸閉塞は癒着**が最も多いが，**大腸閉塞は悪性腫瘍**による閉塞が多い[1]．

腸閉塞の病理学的解剖

　腸閉塞の原因を解剖学的に分類すると，①外因性(extrinsic lesions)，②内因性(intrinsic lesion)，③管腔内異物(intraluminal obstruction)の3つになる．代表的な原因別の鑑別診断を **表1** に示すが，外因性とは主に腸管の外側に閉塞の原因があるもの，内因性とは腸管の内腔内に原因があるもの，管腔内異物とは文字どおり腸管内にある異物が原因であるものを指している．

　鑑別すべき疾患は多いが，最も頻度が高いのは癒着であり，その次にヘルニアと悪性腫瘍が続く[1]．

表1 腸閉塞の原因別鑑別診断

外因性 (extrinsic lesions)	癒着，ヘルニア（先天性・後天性），捻転，腹腔内膿瘍，腹膜悪性腫瘍，子宮内膜症，硬化性腸間膜炎，デスモイド腫瘍，軟部組織肉腫，上腸間膜動脈症候群など
内因性 (intrinsic lesion)	先天性奇形・消化管閉鎖，大腸腫瘍（癌・デスモイド腫瘍・カルチノイド腫瘍・神経内分泌腫瘍・悪性リンパ腫），小腸腫瘍（癌・平滑筋肉腫・傍神経節腫・神経鞘腫・転移性腫瘍・GIST・神経内分泌腫瘍・悪性リンパ腫など），吻合部狭窄，炎症性狭窄，虚血性狭窄，放射線性腸炎など
管腔内異物 (intraluminal obstruction)	腸重積，胆石，糞便・胎便，胃石，異物，壁内血腫，寄生虫など

腸閉塞の病歴 　身体診察の検査前確率を考えるために

　身体診察をする前に，まず最も重要なのは，いかにして腸閉塞の検査前確率を上げることができるかという点である．腸閉塞を疑う患者は腹痛を主訴に外来を受診することが多いだろう．腹痛全体の鑑別疾患は多岐にわたるため，病歴のみで腸閉塞と診断することは困難であることも多い．以下に，どの病歴が腸閉塞を示唆するのかを紹介する．

腹部手術歴

　術後癒着性の腸閉塞は小腸閉塞の大部分を占める病態であり，まずは丁寧に手術歴を確認することが重要である．「手術歴はありますか？」とだけ聞くと，帝王切開や鼠径ヘルニアなどの手術は報告しない患者もいるので，疑った場合にはより具体的に「虫垂炎の手術をしたことはありませんか？」などと聞くことも時に重要になる．腹部手術の既往は感度69〜85％，特異度74〜78％で，陽性尤度比2.6〜3.9[2]と比較的有用な病歴である．

腸閉塞既往歴

　そもそも腸閉塞に過去罹患しているかどうかは重要な病歴の1つである．過去に何回腸閉塞を起こしたかを確認することも重要で，過去に起こした回数が多いほど再発が多いことも報告[3]されている．

食事との関係

食事で腹痛が増強したり，嘔吐で腹痛が軽減することは重要な病歴で，どちらも腸閉塞に対する特異度が比較的高く，それぞれ陽性尤度比 2.8，2.7〜4.3 と報告[2]されている．

排便・排ガス停止

排便がないことは腸閉塞で特徴的だが，それでも特異度は 81% であり，19% は排便があっても腸閉塞と診断されている[4]ことになり，実際にしばしば排便のある腸閉塞は経験される．むしろ排ガスがないことのほうが特異度 90%[4] と高く，**排便だけでなく排ガスの有無を確認**することも重要である．

*

これらの病歴から腸閉塞の可能性を見積もりつつ，いざ身体診察へ臨みたい．腹部診察の基本は，視診→聴診→打診→触診である．

診察の極意

バイタルサイン

腸閉塞を疑った場合に注意すべきは，循環血液量減少である．成人では，唾液や消化液などで 1 日数 L の水分が消化管内に分泌され，大腸で再吸収されるという生理機能を果たしている．腸閉塞ではこれらの水分の再吸収がなされず腸管内に貯留することになり，循環血液量減少が起こる．

循環血液量減少を評価するためには，血圧や脈拍，起立性低血圧の有無などを評価することが重要になる．また，心拍数(bpm)/収縮期血圧(mmHg)で算出されるショックインデックス(SI)(➡ p 20)も有用であり，敗血症患者や出血患者などの診療で広く用いられている．SI は健常人では 0.5〜0.7 程度とされており，1 以上で死亡リスクになることが知られている．最近では 0.7 以上でも死亡リスクと関連するといわれており[5]，他のバイタルサインと比較して初期から異常が出る指標といえ，腸閉塞による循環血液量減少でも応用できるだろう．

通常，**発熱がみられることは稀**であり，発熱がある場合には腹腔内膿瘍や壊死などによる麻痺性イレウスを考慮する必要がある．

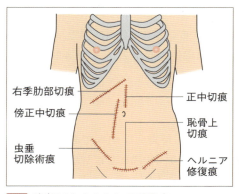

図1 腹部によくみられる手術痕

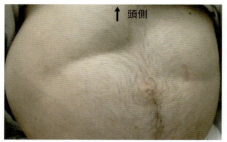

図2 腸管蠕動の視認
腹部が著明に膨満し，腸蠕動を視診で確認できる．
（志水太郎先生提供）

視診

　まずはベッドサイドの足元に立って**患者の腹部を丁寧に観察**することが重要である．多くの医師がこの視診を十分意識していない．以下，腸閉塞の身体診察に関連する項目をみていこう．

■ 手術痕

　腸閉塞で最も多い原因が術後癒着による外因性腸閉塞である．病歴ではしばしば手術歴をいわない患者もおり，診察時に手術痕の有無を確認することが重要である．鼠径部や下腹部の手術痕は見逃しやすいので確認する**図1**．

　手術痕があった場合には，手術創部からのヘルニアである腹壁瘢痕ヘルニアに注意して診察する必要がある．

■ 蠕動視認

　腸管蠕動の視認は，蠕動そのものが見えるという所見であり，感度6.3％，特異度99.7％という報告[2]がある．陽性尤度比は21.0とされ，この所見がみられたら，**ほぼ腸閉塞と確定**できる診察所見である**図2**．一方，感度は6.3％であり，ほとんどの患者ではこの所見はみられないことになる．筆者も過去に数例経験したことがある程度である．

■ 腹部膨隆

　腸閉塞の身体所見の中で最も多く認められる身体所見で，56～65％程度で認め

られるといわれている[4]．そもそも「腹部が膨隆している」状態とは，仰臥位の状態で臍部や腹部の一部が剣状突起と恥骨を結ぶ線よりも突出している場合を指す．厳密には腸閉塞に特異的というわけではなく，腹水などの液体貯留や腹部腫瘤，肥満，妊娠などでも腹部膨隆をきたす．また，腸閉塞患者でも半数近くは腹部膨隆をきたさないともいえる．さらには，絞扼性などの外科的緊急手術が必要な腸閉塞のほうが，腹部膨隆がみられにくいことにも注意が必要である．

■ 鼠径部

小腸閉塞の原因として癒着の次に多いのがヘルニアである．特に鼠径ヘルニアや大腿ヘルニアの嵌頓は遭遇頻度が高いが，時に致死的になることも多く，見逃さないようにしたい．冒頭の"痛い目"にあう疾患として，この鼠径部診察を怠ることによる見逃しが多いのではないだろうか．通常の腹部診察時に必ず，**パンツを下げて大腿部まで丁寧に診察**する癖をつけたい．また，臥位ではわかりにくい場合には，座位にしたり，Valsalva手技などで誘発して鼠径部に隆起が出現しないかを確認する．大腿ヘルニアはしばしば見逃されており，大腿部の疼痛を訴えるやせ型の高齢女性をみた場合には念頭に置いて診察すべきである．また，肝硬変例に多い臍ヘルニアも見逃されやすい．

基本的診察手技（腹部の視診法）

腹部の視診のコツはなんだろう．最も重要なのは，「視診をするのだ！」と意識することだと思う．「見てないようで見ている」とは筆者が大好きな某ロックバンドの曲名ではあるが，実際のところ，「見ているようで見ていない」ことが多いように思う．後から指摘されて，「あれっ!?」と思うことは非常に多いし，よく見れば「確かにね」となることは多い．もちろん，これは視診に限らないのだが．

視診でわかる疾患として，本項でも取り上げた腸閉塞に関連した手術痕や蠕動視認，ヘルニアなどの所見以外にも，皮疹や膨隆部位，静脈怒張，拍動，皮下出血などがあり，疾患診断の一助になる．腹部診察の順番は「視→聴→打→触」である．聴診や打診を行う前に，まずはじっくりと観察し，自分が病歴から想定している疾患に見合う所見がないか確認することが重要である．そしてやはり重要なのは，「それらの所見を見にいくのだ！」という心構えである．所見ハンターになるために，日々これ研鑽である．

聴診

聴診する前に，まず聴診器の接触面を温めることが重要である．また，腸蠕動音は打診・触診の前に診察すべきであり，打診・触診後だと蠕動音が減弱することが知られている．蠕動音は腹部全体に非常によく伝わるため，聴診箇所は複数でなく1か所で十分である．実は蠕動音の多くは胃から生じており，小腸由来の蠕動音はごくわずかだともいわれている[6]．

■ 腸蠕動音の異常

腸蠕動音の評価は難しい．蠕動音自体は非常に個人差があり，生理的な状態でも30〜40分周期で蠕動亢進が認められるからである．腸蠕動音の聴取は**最低30秒間は聞く**ことが勧められており，明確な定義はないものの，途切れなく蠕動音が聞こえるような場合には蠕動音亢進とする．また，蠕動音の低下は5分以上聴診しても蠕動音が聞こえない場合と定義されているが，5分以上聴取することは現実的ではない．問診中から聴診するように勧めるエキスパートもいる．

腸蠕動音亢進は特異度88.6％，陽性尤度比3.5，蠕動音低下は特異度92.8％，陽性尤度比3.2といわれ[2]，どちらも腸閉塞を示唆する身体所見ではあるが，閉塞が進むと蠕動音が低下してくるといわれる．**高調のキリキリした金属音**は手術を必要とするような緊急性の高い病態である可能性が示唆されており[7]，注意すべき所見である．

■ 振盪音（succussion splash）

振盪音とは，液体が「チャポンチャポン」と跳ねる音のことである．診察方法としては，①検者が患者の腹部に聴診器を当てる，②患者の腹部を左右に揺らす，という手順で行う 図3 ．体位は立位でもよいが，左右に揺らしている際に聴診器を固定することが難しいため，仰臥位で行うのが一般的である．閉塞した器官（主に腸管や胃）の中に"水"と"空気"が両方存在することで初めて聴取され，腸閉塞の時の身体所見の1つといわれている．液体だけが貯留する「腹水貯留」のような病態では聴取されないのがポイントである．もちろん，胃腸炎などの大量の胃内容物や水様便が胃腸管内に存在するような病態でも陽性になることには注意が必要である．Sapira医師は「振盪音は感度は悪いが安価で迅速である」[8]と述べている．

■ ヘルニアの聴診

裏技的だが鼠径部にヘルニアがあるか迷った場合に，ヘルニアの隆起を聴診するとよいかもしれない．蠕動音を聴取すればそれが腸管であるとわかるからである．

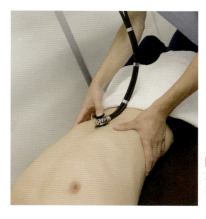

図3 振盪音の診察
聴診器を腹部に押し当て，両手で素早く左右に揺らし，液体が跳ねる音を聴取する．

打診

打診は聴診後に行う．一般的には上下左右の腹部全体で行い，ガスが充満した部分は鼓音が，充実性の部分では濁音が認められる．腸閉塞は腸管内容物が充満していれば濁音になるが，特異的所見とはいえない．

腸閉塞に特徴的な打診所見は乏しいが，同じく腹部膨満をきたす腹水との鑑別が必要になることがあり，その場合には腹水に特徴的な身体所見である，濁音境界の移動(shifting dullness)や側腹部濁音(bulging flank)，パドル徴候(puddle sign)などの身体所見を確認する必要がある．以下，腹水を示唆する打診所見について解説する．

■ 濁音境界の移動(shifting dullness) 図4

まず，仰臥位の状態で鼓音(tympany)と濁音(dullness)の境界を決定する．腹水がある場合には，濁音領域(腹水)の上に鼓音領域(腸管)があるというイメージである．その後，患者を側臥位にして再度打診で鼓音と濁音の境界を明らかにする．この際，腹水があれば濁音領域はより下方へ移動することになり，もともと鼓音だった臍周囲が濁音に変化する(➡p10)．この**体位変換での濁音境界の移動**があると腹水に対する感度77%（64〜90%），特異度72%（63〜81%）で陽性尤度比2.7，陰性尤度比0.3といわれている[9]．

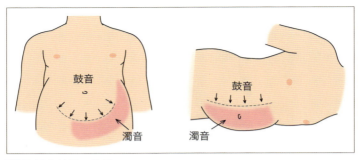

図4 濁音境界の移動
仰臥位と側臥位で打診を行い，鼓音と濁音の境界が変化するかをみる．

■ 側腹部濁音（bulging flank）

　腹水は通常重いため，仰臥位の状態であれば側腹部を外方へ押し出すことがある．よって側腹部で打診を確認すると両側で濁音になっていることがあり，この所見を側腹部濁音という．この所見は感度84％（68〜100％），特異度59％（47〜71％）と比較的感度が高く[9]，腹水の否定に使えるかもしれない．同様に側腹部が膨隆しているかどうかも腹水を示唆する所見だが，肥満患者でも同様の所見を呈するため打診での確認は必要になる．

■ パドル徴候（puddle sign）図5

　5分間腹臥位の状態にした後に四つ這いの姿勢を取ってもらい，側腹部を打診しながら，腹部最下面に聴診器を当てて聴診音を確認する．その後，打診は同部位で継続しながら，徐々に聴診器を打診とは反対側の側腹部に向けて移動する．この際に，腹水があると腹水が貯留している腹部最下面では聴診音が小さいが，腹水と腸管の境界に差しかかった際に突然音が明瞭になるという所見が得られる．これがパドル徴候である．非常に興味深い身体診察法ではあるが，感度も特異度も十分とはいえない[9]．

■ 打診による疼痛

　打診による疼痛は腹膜炎を鋭敏に同定する所見であり，絞扼性などの緊急疾患や腹膜炎由来の麻痺性イレウスの場合に陽性になることがある．

触診

　触診で最も重要なのは圧痛の有無を確認することである．一般的に腸閉塞の場合

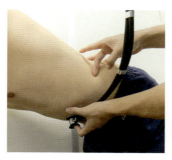

図5 パドル徴候
患者を四つ這いにし，聴診器を腹部最下面に当て，側腹部より順に同じリズムでタップする．

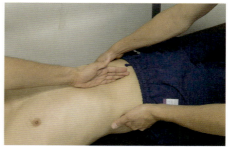

図6 腹水の波動の触知
第三者あるいは患者に，腹部正中に手を立てて押さえてもらう（腹壁・腸間膜の伝動を抑えるイメージ）．検者は左手を感じる手，右手を叩く手として，右手で側腹部を叩く．腹水がない場合は立てた手を離した時のみ波動が伝わり，腹水がある場合は立てた時も離した時も同様に波動が伝わる．

には局在のはっきりしない腹部全体の痛みを訴えることが多い．限局している場合には，他疾患やそれに伴う麻痺性イレウスを考慮する必要がある．また，腹膜刺激症状を呈している場合には，単なる腸閉塞ではなく，絞扼性などの緊急手術が必要なことがあり，適宜精査が必要となる．

■ 波動の触知　図6

腹水との鑑別に重要な所見である．この身体所見は患者に手伝ってもらうか，2人の検者が必要である．片方の手を一方の患者の側腹部に置き，もう一方の手で反対側の側腹部を叩く．この際に，患者もしくはもう1人の検者に患者の臍部に腹部正中線に沿って手を置いてもらう．この状態で，波動が反対側で触れるようであれば陽性と判断する．この所見は，感度62％（47〜77％），特異度90％（84〜96％）で，陽性尤度比6.0[9]と，陽性であれば腹水貯留が疑わしい所見である．

■ Howship-Romberg 徴候

閉鎖孔ヘルニアでよくみられる身体所見である．閉鎖孔ヘルニアはやせ型の高齢女性に多く，ヘルニアによって閉鎖神経が圧迫され，大腿内側から膝や下腿に放散する痛みやしびれが出現する．**大腿を後方へ伸展し，外転または内側へ回旋**することで疼痛が増強し，これをHowship-Romberg徴候と呼んでいる．閉鎖孔ヘルニアに特徴的な所見である．

■ **直腸診**

腸閉塞の際に直腸診を行うことで，糞便が到達していないという所見を得られる．また，大腸閉塞の場合には直腸癌の有無を確認することは重要である．

腸閉塞診察の落とし穴！

腸閉塞だからといって思考停止しない！

腸閉塞はあくまで病態であり，一種の症候群である．その基礎疾患は多彩であり，腸閉塞と診断しただけで安心せず，その原疾患まで考える必要がある．しばしば腸閉塞と診断し，禁食・点滴・経鼻胃管留置のみで保存的に経過観察され，その後に悪化する症例を目にする．絞扼性やヘルニア嵌頓，大腸癌による急性大腸閉塞，腹膜炎をきたす疾患による麻痺性イレウスなどは，保存的治療で経過観察すると致死的になる可能性があり，これらの疾患の診断・治療に精通しておく必要がある．

必ずパンツを下げよう！

本文中でも述べたが，診察さえすればわかる所見を見逃さないようにすることが重要である．「鼠径ヘルニアの嵌頓による腸閉塞」は，誰しも一度は経験したことがあるのではないだろうか．腹部CTを見て初めて気付くのは恥ずかしい．時間が勝負のこともあり，嵌頓に早く気付ければ，用手還納によって手術を回避できるかもしれない．ルーチン診察として，鼠径部までの腹部診察を意識しよう．

文献

1) Cappell MS, et al：Mechanical obstruction of the small bowel and colon. Med Clin North Am 92(3)：575-597, 2008.
2) Böhner H, et al：Simple data from history and physical examination help to exclude bowel obstruction and to avoid radiographic studies in patients with acute abdominal pain. Eur J Surg 164(10)：777-784, 1998.
3) Barkan H, et al：Factors predicting the recurrence of adhesive small-bowel obstruction. Am J Surg 170(4)：361-365, 1995.
4) Markogiannakis H, et al：Acute mechanical bowel obstruction：clinical presentation, etiology, management and outcome. World J Gastroenterol 13(3)：432, 2007.
5) Kristensen AK, et al：Is Shock Index a valid predictor of mortality in emergency department patients with hypertension, diabetes, high age, or receipt of β-or calcium channel blockers? Ann Emerg Med 67(1)：106-113. e6, 2016.

6) 金城紀与史, 他(監訳):身体診察シークレット. p530, メディカル・サイエンス・インターナショナル, 2009.
7) Yoshino H, et al:Clinical application of spectral analysis of bowel sounds in intestinal obstruction. Dis Colon Rectum 33(9):753-757, 1990.
8) 須藤 博, 他(監訳):サパイラ 身体診察のアートとサイエンス, 原書第4版. p563, 医学書院, 2013.
9) Williams JW Jr, et al:The rational clinical examination. Does this patient have ascites? How to divine fluid in the abdomen. JAMA 267(19):2645-2648, 1992.

(矢吹 拓)

消化器系

肝硬変を疑った時の身体診察

肝硬変を疑った時に意識する身体診察

バイタルサイン	● 血圧の推移 ● (β遮断薬使用時は)徐脈の有無 ● 発熱 ● 意識状態 ● 労作時・座位での低酸素血症
視診	● くも状血管腫 ● 手掌紅斑 ● Terry's nail ● 女性化乳房 ● 黄疸 など
聴診	● (呼吸困難時は)肺高血圧症を示唆する所見 ● Cruveilhier–Baumgarten murmur
打診	● 腹水の評価 ● 脾腫の評価
触診	● 下腿浮腫 ● 四肢末梢循環の評価 ● 耳下腺腫大 ● 肝臓の評価

肝硬変は組織病理学的な定義に基づく病態であり，成因や代償性・非代償性で判断が異なる．本項では，「肝硬変」を疑うきっかけになりうる身体診察と，「非代償性肝硬変」と診断された患者で意識してフォローすべき身体診察に焦点を当てる．

肝硬変の病態と身体診察

　肝硬変の患者がどのような症状を呈して診察に現れるかはわからない．**初期症状としての黄疸掻痒感・倦怠感**など落ち着いた外来での診察から，**意識障害や吐・下血**といった救急外来での診察まで多様である．

　初診時から肝硬変の存在を意識する症候・所見は，腹水の存在を示唆する**腹部膨満**や低アルブミン血症にも関連する**下腿浮腫**が代表的である．また上記所見に併せて，門脈圧亢進に伴う所見と，エストロゲン分解低下によるエストロゲン上昇・テストステロン低下に伴うと考えらえる所見がある．

　なお，肝硬変は稀な疾患を含めて様々な疾患によって起こるが，その原疾患に関連する所見は本項では取り扱わない．

肝硬変の病理学的解剖

　慢性肝炎から肝硬変に進展すると，肝臓に変化がみられ，**門脈圧亢進**から**側副血行路の発達**などがみられる 図1．脾腫も門脈圧上昇に関連する所見である．

　血管拡張に関連する変化では皮膚所見が代表的であるが，肝肺症候群（hepatopulmonary syndrome）も関連すると考えられており，低酸素血症をきたすメカニズムは興味深い[1] 図2．

　また，前述したエストロゲン上昇・テストステロン低下によって起こる所見が，肝硬変に特異的なものではないことも追記しておく．

診察の極意

バイタルサイン

　バイタルサインでは，併存する状況によって，気を付ける点が複数ある．

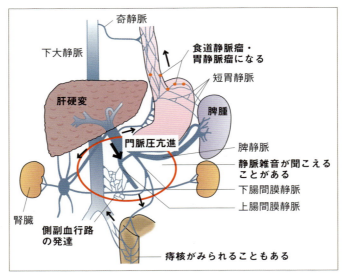

図1 肝硬変，門脈圧亢進でみられる変化

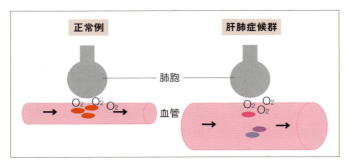

図2 低酸素血症の病態生理

正常例では肺の毛細血管（径 10 μm 程度）の中心部まで十分に酸素化されるが，肝肺症候群では血管径が最大 500 μm 程度にまで拡張するため，酸素が拡散されない．

■ 血圧・脈拍

　肝硬変では腹水コントロールのために，利尿薬を用いる．その際に，血圧とともに体内の容量を意識する必要性がある．肝硬変が進展する際には，血管内容量は少ない（＝血圧は高くない）が，体内容量が多い（＝浮腫が強い）ことがよくみられる．また利尿薬の調整では，**腎機能・電解質のチェック**が必要になることも留意された

い，心拍出量≒脈圧や末梢循環は保たれているか，併存する右心負荷がないか，などを意識することが同時に必要となる．

　食道静脈瘤の予防としてβ遮断薬を投与することもあるかもしれないが，その際には徐脈の有無（＋収縮期血圧・脈圧）に注意を払いたい．

　併存する高血圧症の有無や塩分摂取のコントロールで血圧は変動するが，肝硬変の進展に伴い，血圧が低くなる傾向にあるという報告もある[2]．筆者は本項執筆まであまり意識したことがなかったが，今後は注意したい．

■ 呼吸数・SpO_2

　肝硬変の患者で，「呼吸苦」「息切れ」という訴えがあった時には注意が必要である．肝硬変に伴う消化管出血や併存疾患による貧血での"労作時"息切れや，容量負荷による心不全での息切れ（夜間発作性呼吸困難や起坐呼吸），また肝硬変に伴う免疫力低下による肺炎（特に *Klebsiella pneumoniae* など）での呼吸苦・息切れの可能性もある．

　肝肺症候群や肺高血圧症で低酸素血症をきたすことがありうる[1]．「肝硬変の病理学的解剖」（➡ p171）で示したように，肝肺症候群は肺の血管床の拡張により，肺胞から遠い血流の酸素化が低下して起こるシャントによるとされる．**臥位に比べ座位で呼吸困難が増悪**する orthodeoxia，**臥位で改善**する platypnea が認められる呼吸器症状は，platypnea orthodeoxia syndrome（POS）と呼ばれる．POS は心疾患由来と非心疾患由来に分かれるが，肝肺症候群は非心疾患由来の疾患の1つである．慢性肝疾患を有する患者において，肝肺症候群を示唆する所見として，ばち指，チアノーゼ，くも状血管腫が挙げられるが，病歴聴取で POS を認識できることが鍵となる．

　門脈圧亢進に関連する肺高血圧症は，二次性肺高血圧症の1つであり，本来肝臓で代謝される血管活性化因子がシャントの存在にて肺血管床に影響し，肺血管収縮がみられることが想定されている[3]．

　これらからわかるとおり，肝肺症候群と肺高血圧症は別の疾患であり，肝肺症候群では主として**座位で悪化する低酸素血症**を，門脈圧亢進症に伴う肺高血圧症では**労作時の低酸素血症**の存在を意識する．なお疾病頻度は，肝肺症候群は肝硬変の5〜32％，肺高血圧症は 3.5〜16％で認められるとあるが，（見逃しがあるとしても）実臨床と差異を感じる．両疾患を意識した医療施設での大規模データの集積が望まれる．

■ 体温

　発熱がある場合は，**免疫抑制状態である肝硬変患者**の発熱という意識をもって診察を行う．肝硬変に伴う感染症として，腹水が存在する場合は特発性細菌性腹膜炎（SBP：spontaneous bacterial peritonitis）を，下腿浮腫が存在する場合は，蜂窩織炎を意識することが重要であり，それぞれ後述する．

■ 意識障害

　肝性脳症に代表される意識障害については，診察ごとに評価を行うのは現実的ではない．一方で，前回までの診察時と何か違うと感じた時，また患者の同伴者の「いつもと違う」という訴えがあった時は慎重に評価を行う．羽ばたき振戦（flapping tremor もしくは asterixis）と呼ばれることの多い不随意運動は，散発的・瞬間的な脱力に伴う動きである．これは上肢だけでなく下肢でも観察されるが，実臨床では上肢で施行するほうが簡便である．両腕を水平に前に出し，両手を軽く開かせたまま，両手首と指を背屈させると観察しやすい（➡ p 129）．通常の振戦と異なり，**左右の同期性**がないことも特徴である．

　肝性脳症の悪化を疑った際には，**誘因となった因子の確認**につなげることを忘れてはいけない．すなわち，感染症，脱水・利尿薬のアドヒアランス（時に過剰な利尿薬投与），消化管出血，排便コントロール，蛋白質の過剰摂取などについての追加問診および診察を行う．また服薬管理においては，認知症の評価や患者の病識・意向にも注意を払う必要性がある．

■ 体重

　体重の変化をバイタルサインとするかどうかであるが，肝硬変をフォローする際には必須の項目である．自己申告にするか，別室で測定するか，診察室で測定するか，測定時の条件（着衣の有無）は主治医の判断となる．病期が進行した際は，フレイル・サルコペニアの合併がありうるため，浮腫の進行による体重増加と筋量の低下による体重減少が相殺される可能性に注意する．浮腫・体重の増減には，塩分摂取量に関連する問診や利尿薬のアドヒアランスも併せて確認する必要性がある．

視診

　肝硬変を疑うきっかけに，**腹部膨満**から腹水の存在を疑うことがありうる．腹部膨満に対する視診では，腹部を側面から診る意識が常日頃から重要であり，腹部膨満が全体である時に腹水の存在を意識し，身体診察として聴診・打診を行う．下半

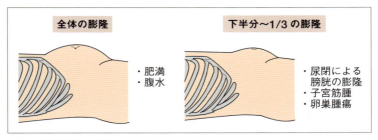

図3 腹部膨満の視診
患者を仰臥位にして側方から観察する癖をつけたい．膨満の位置で疾患を推定できる．

分〜1/3の膨隆では，尿閉による膀胱の膨隆や婦人科臓器の問題を意識する 図3．

難治性腹水症例において，陰囊水腫がみられることもある．患者本人からの訴えがないと診察しない部位であり対応も困難ではあるが，患者の苦痛に共感する姿勢を意識したい．なお，精巣萎縮や腋毛・恥毛の減少も肝硬変で認められる所見ではあるが，観察しにくい部位であることや症状を呈する所見や経時的変化をみる所見ではないため，入院時など区切りの時に確認する程度でよいと筆者は考えている．

＊

以後，記載する身体診察は，残念ながら肝硬変に対して特異度の高い所見ではないが，肝硬変の存在を意識するうえで認識しておきたい所見である．黄疸に関しては割愛する．

■ 毛細血管拡張

くも状血管腫は，エストロゲン上昇に伴う皮膚毛細血管拡張で，上大静脈の灌流域に多い 図4．顔面や胸部の聴診時にくも状血管腫を目にすることで，肝硬変の評価のきっかけになる．エストロゲン上昇に伴う変化であり，妊婦や前立腺癌の治療の副作用としてもみられることがある．

中高年の頬部や鼻部でみられる毛細血管拡張である酒皶（rosacea）は必ずしも肝硬変とはイコールではないが，肝硬変の評価をするきっかけになりうる．くも状血管腫・顔面の毛細血管拡張においては，中心部を押さえることによって病変は一時的に消失し，離すことによって中心部から血液が満たされることが観察される．

手掌紅斑も血管拡張に関連する機序でみられるが，肝硬変に特異的なものではない．高炭酸ガス血症や甲状腺機能亢進症でもみられる．

肝硬変を疑った時の身体診察

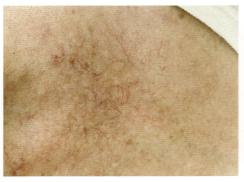

図4 くも状血管腫
顔面から頸胸部に好発する．中心部を圧迫し，解除するとクモが足を広げるように中心から分枝へと血流が広がってみえる．

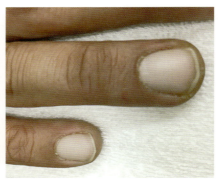

図5 Terry's nail
白い爪（white nail）ともいわれるが，遠位端に2〜3 mmピンク色を残すことが特徴である．

■ Terry's nail

　爪の視診では，Terry's nailというものがある 図5 ．近位の爪床が白くなり，遠位端がピンク色に見えるもので，肝硬変症例でみられると報告された．赤い部分の生検で血管拡張がみられたという報告もあるように，この変化もエストロゲン高値に伴う血管拡張が示唆される．ただ，これは肝硬変患者だけでなく，腎不全，心不全，糖尿病，そして高齢者などでもみられることがよく知られている．この所見は高齢者が入院している病棟で探せばすぐに見つかるので，ぜひ観察してほしい．

■ 女性化乳房

　女性化乳房 図6 も肝硬変の所見の1つではあるが，今日では女性化乳房をきたすものは特発性や薬剤性が多いとされている（前立腺癌のホルモン治療や利尿薬のスピロノラクトン，プロトンポンプ阻害薬の頻用）．疼痛を訴えることもあり，コントロールに難渋することもある．

聴診

　低アルブミン血症の併存下による肺水腫や大量の胸腹水による換気障害以外で，肝硬変の患者で呼吸・循環に関連する聴診所見はあまり想定していないかもしれない．前述のように，呼吸器合併症が存在する（➡ p 173）．

　門脈圧亢進症に伴う肺高血圧症では，Ⅱ音の亢進や三尖弁逆流による所見があり

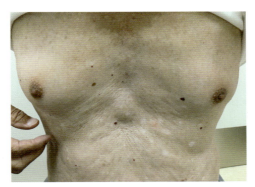

図6 女性化乳房

うるが，これを聴診のみで把握することができれば素晴らしい．なお，門脈圧亢進症に伴う肺高血圧症は特定疾患でもあるので，その存在には留意されたい．

また，Cruveilhier-Baumgarten murmur と呼ばれる雑音がある．門脈圧亢進による腹壁の側副血行路の1つによる，**心窩部で聴取される静脈性雑音**とされる[4]．剣状突起部や臍上部で聴取され，Valsalva 法などで腹腔内圧を上げることによって，より大きくなる．ただ，筆者自身は聴診したことがなく，今後意識したい．

打診

肝硬変の患者において腹部の打診には，①肝臓の評価，②腹水の評価，③脾腫の評価，が想定される．①，②については，次の「触診」で解説する．

脾腫の有無に関しては，Traube 三角の打診に代表されるように，触診より打診での診察が重要である．門脈圧亢進でみられる所見であるが，経時的に身体所見で経過をみる，という所見ではないため，入院時など区切りの際の診察を意識する．

触診

肝硬変の患者において，触診では，肝臓の評価，また下腿浮腫の評価が想定される．肝臓の触診は，肝硬変の評価として古典的に重要であるとは思われるが，初診時以外ではあまり現実的ではない．サイズをみる打診法の記載もあるが，肝臓が腫大する場合は3次元的に広がることや肝上縁の同定の不確かさがあること，また肝硬変での萎縮をサイズとして把握することは難しいとされる．肝硬変では辺縁の

不整・硬さ・鈍角などをチェックするが，日常診療で健常者をチェックしている習慣がないと，違いを理解することは難しい．

■ 腹水

腹水の有無や程度を身体診察で評価する方法には，shifting dullness（➡ p 165）と波動の触知がある（➡ p 167）．

shifting dullness は，体位の変換により腹水が移動する現象を打診で把握する所見である．仰臥位で鼓音と濁音（腹水部）の境界をマーキングしたのちに，側臥位にして再度，鼓音と濁音の境界をマーキングし，移動する場合に腹水の存在を疑う．

波動の触知とは，側腹部を軽く圧するか叩くことによって，反対側の側腹部で腹水の波動を感じることで腹水の存在を疑う所見である．ただ，皮下脂肪が多いと正確に評価できないことも多い．そのため介助者（もしくは患者本人）に手刀を腹部正中線上に立ててもらうこともある．

なお，腹水の存在は，昨今では超音波検査で比較的簡単に確認できる．上記の両所見の感度・特異度や陽性尤度についての報告もあるが，十分に精度が高いわけではない．何よりも"個人の診療技術"によるものであることに留意して，検査ができる環境下において，自分自身の身体所見における感度・特異度を洗練する実践をされることを勧める．

腹水のコントロールでは，腹部膨満"感"や体重の変化をもとに，薬物投与（利尿薬）や塩分制限の検討を行う（体液量管理については後述）．また利尿薬投与時に電解質の異常が起こりうるが，電解質に関しては身体診察で予見することは不可能である．採血を施行する間隔，他に電解質に影響する薬剤投与の有無（自施設だけでなく他施設を含めて）も検討する必要性がある．

*

なお，肝硬変の患者で腹水の存在を認識することはきわめて重要である．Child-Pugh の分類にもあるように，腹水は肝硬変の重症度とも関連する．また腹水を有する患者の合併症の1つに SBP がある．SBP の診断には原則として腹水での評価がある．となると，SBP を疑った時に，腹水検査を行うか否かの「閾値」についての見解を，患者や家族，また（必ずしも主治医が対応できるとは限らないため）受診する医療機関と共有しておくことが円滑な診療に結びつく．「閾値」と記載したが，SBP を疑う病歴や身体所見には，腹痛や発熱，腹部所見での圧痛などがあり，その程度は様々である．「どんな形であれ腹水を認める肝硬変患者が病状の悪化をき

たした時には」SBPを疑うべき，という報告もある[5]．また，腹水穿刺に対する考え方も医師–患者関係で決定されるものであったり，繰り返す症例では予防投与を考慮する場合もあるかもしれないので，腹水の診療に対しては，合併症発症時の対応を事前に検討することが必要である．

■ 浮腫

下腿浮腫の評価も行う．詳細は他項(→ p 79)に譲るが，浮腫＝利尿薬投与とならないように，末梢循環の状況も把握したい．特に肝硬変患者においては，**浮腫と体重の関係**，**血圧・脈拍などのバイタルサインの変化**とともに，**腎機能や電解質チェック**を含めて総合的に考えたい．

また毎回の診察では必要ないが，浮腫の患者では足の衛生状態にも言及したい．白癬症の存在だけでなく，浮腫そのものも皮膚のバリア機能が破綻することによって蜂窩織炎のリスクになることの教育も重要である．なお，*Vibrio vulnificus* 感染症は致死的な感染症であり，肝硬変患者(特に進行している肝硬変やフェリチン高値)はハイリスクとされる．その際は，創部感染予防だけでなく，カキなどの生食を避ける生活指導もしておきたい．

■ 耳下腺腫大

頸部の診察では，耳下腺の腫大が認められることが多い．これはアルコール性肝障害・肝硬変で多くみられ，肝硬変によるというよりアルコールによるものと考えられる．この腫大によって治療方針は変わらないが，現象として説明できることは重要である．

■ 痔核

痔核の有無も，可能であれば直腸診でチェックしたい．痔核は門脈圧亢進症の一症状ではあるが，必ずしも関連していないともされる(痔核と直腸静脈瘤は別ものであることに留意)．前述したように，肝性脳症の悪化時には，消化管出血の有無の確認のための直腸診は考慮されるべきであり，入院時などの区切りの際には診察を怠らないようにしたい．

肝硬変診察の落とし穴！

総合的な診療でフォローを！

肝硬変患者をフォローする場合は，定期的な血液検査や合併症の存在についての

画像検査(肝細胞癌)や内視鏡検査(食道静脈瘤など)の評価が主軸になる可能性がある．一方で，利尿薬の調整においては，採血結果(電解質・腎機能)と身体所見を勘案することが重要であり，合併症の併発を意識するためには，日常診療における病歴聴取と身体診察は必須である．病歴聴取と身体診察，そして適切な検査の認識と患者教育などの整理を含めて，総合的に診療を行うことが求められる．

文献

1) Rodríguez-Roisin R, et al：Hepatopulmonary syndrome—a liver-induced lung vascular disorder. N Engl J Med 358：2378-2387, 2008.
2) Ge PS, et al：The changing role of beta-blocker therapy in patients with cirrhosis. J Hepatol 60(3)：643-653, 2014.
3) Lebrec D, et al：Pulmonary hypertension complicating portal hypertension. Am Rev Respir Dis 120(4)：849-856, 1979.
4) 須藤　博，他(監訳)：サパイラ 身体診察のアートとサイエンス．p561, 医学書院, 2013.
5) Chinnock B, et al：Physician clinical impression does not rule out spontaneous bacterial peritonitis in patients undergoing emergency department paracentesis. Ann Emerg Med 52(3)：268-273, 2008.

〔川島篤志〕

COLUMN 7

歴代の指導医たちから学んだ pearl

　的確な身体所見をとるには，そこに焦点を当てるための判断材料となるクリアな病歴が基本となる．筆者の病歴・身体診察の恩師であるニューヨークの Mark H. Swartz 先生には，よく「**診断は患者が導いてくれる．病歴に素直に従うことだ**」と教えられた．患者は何らかの解決の糸口に無意識に気づいていることがあり，そのサインに気づくためにも患者の話を丁寧に聞くことがまず重要である，ということだろう．

　こうして明らかになった病歴から想起される鑑別をもとに，とるべき身体所見を考える．筆者が，最も初期に集中的に身体診察の訓練を受けたのは英国中部にある Leicester/Warwick 医学校だった．ここの病棟教育では日々「**見つけた所見で実際に何を考えるか，どう行動するか，そしてどのように見分けるか**」という指導が徹底されていた．

　「**鑑別診断は内科の王道だよ**」というのは感染症医・青木眞先生の言葉である．この言葉を最初に耳にしてから 10 年以上が過ぎ，「この鑑別だからこの身体所見をとる」という絞り込みを念頭に置いた訓練こそが，病歴・身体診察を大事にする患者ケアでは鑑別診断と同様に重要だと実感している．

〈志水太郎〉

代謝・内分泌系

甲状腺疾患を疑った時の身体診察

甲状腺疾患を疑った時に意識する身体診察

バイタルサイン	・脈拍・血圧（脈圧）
視診	・（頸部伸展のうえ）甲状腺の腫大，側面からの突出
聴診	・甲状腺上の血管雑音
打診	―
触診	・（頸部屈曲のうえ）腫大・硬度・結節/圧痛の有無 ・嚥下により甲状腺を上下に動かす

表1 甲状腺機能異常症の身体所見

	甲状腺機能低下症	甲状腺機能亢進症
活動的	緩慢	活発
心拍数	徐脈	頻脈，心房細動
血圧	拡張期血圧上昇	脈圧増大
顔面	眼窩周囲の浮腫，巨舌	眼裂拡大，眼球突出
皮膚	冷たく乾燥 粗雑で分厚く黄色い皮膚	温かく湿潤
毛髪	粗雑	細く柔らかい
それ以外	太く低調な鼻声，難聴，手根管症候群，こむら返り，アキレス腱反射回復相遅延，白斑，白髪	姿勢時振戦，筋力低下，耐久力減弱，全般性皮膚色素沈着，複視

〔上田剛士：内科診断リファレンス．p316，医学書院，2014より一部改変〕

甲状腺疾患は大きく分けると甲状腺腫と甲状腺機能異常症(機能亢進か機能低下)に分かれる．両者とも甲状腺自体の診察は大事であるが，甲状腺ホルモンは全身に影響を与えるため，同時に head to toe の診察が必要になる．

甲状腺疾患の病態と身体診察

甲状腺疾患の患者が内科医のもとに来る場合は2通り考えられる．まず甲状腺自体の「しこり」を訴えて来る場合，もう1つは非特異的な症状のある患者に甲状腺機能異常症を想起しなければならない場合である．

「しこり」の場合は，それが「びまん性」なのか「結節性」なのかが鑑別に大事である．本人の訴えをもとに，全体が腫れているのか，一部に触れるものがあるのかを慎重に触診する．

甲状腺機能異常症は機能亢進と機能低下に分けられる．甲状腺ホルモンの受容体は全身に存在し，各細胞での基礎代謝量の促進が行われる．そのため機能異常が起こった場合は，**表1**に挙げるような様々な症状が全身に現れる．**機能亢進を引き起こす疾患は80％がBasedow病**で，残りの約10％ずつを無痛性甲状腺炎と亜急性甲状腺炎が占める[2]．**機能低下は多くが橋本病**であり，視床下部や下垂体異常による頻度は少ない[2]．本項では頻度の高い疾患を疑った時の身体診察について述べる．

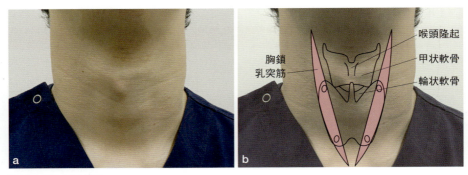

図1 正常な甲状腺
甲状腺は胸鎖乳突筋の深層に位置するため，正常の甲状腺は視診では見えない．

甲状腺の解剖

まず，正常な甲状軟骨，輪状軟骨，甲状腺の位置関係を理解しておく必要がある **図1**．甲状腺は輪状軟骨の上縁から 5 mm 頭側に左右の上縁があり，側葉はそこから 4 cm 程度存在する．男性や高齢者は甲状軟骨の位置が低いため，**触診する際に嚥下してもらうことで甲状腺の位置を上げる必要がある**．

診察の極意

甲状腺自体の診察

■ 視診

甲状腺腫の確認に視診は非常に重要である．まず，正面視する際に患者に**首を伸ばしてもらう**と甲状腺を覆う皮膚が伸び，甲状腺も持ち上げられるため見やすくなる．次に頸部を伸ばさずにいてもらい，側面から甲状腺の突出を確認する．正常では輪状軟骨の隆起と胸骨上陥凹を結ぶ線は直線になる **図2** が，甲状腺腫があると前にせり出す．

頸部伸展での視診と側方からの視診が，甲状腺腫の判別に重要である．頸部を伸展しても甲状腺が見えない場合，甲状腺腫は否定的である．**容易に視認可能な場合**や，**側方からの視診で 2 mm 以上の突出が確認**される場合，尤度比は無限大であ

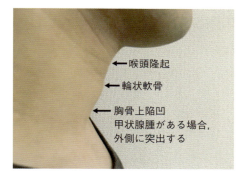

図2 甲状腺の側面像（正常）
側面から観察すると，輪状軟骨から胸骨上陥凹は直線か凹んで見える．

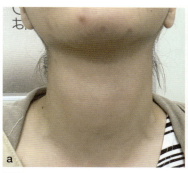 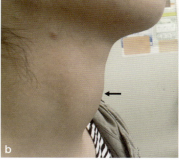

図3 視診にて甲状腺腫を認める
a：胸鎖乳突筋をせり出して甲状腺の輪郭が確認できる．b：輪状軟骨から胸骨上陥凹にかけてせり出しているのが確認できる．（a, b：平島修先生提供）

り甲状腺腫と断定できる[3]．甲状腺がひどく腫脹していると，視診でわかる場合がある 図3．

■ Pemberton 徴候

甲状腺腫が大きい場合は，胸腔入口部を通り上縦隔へ達している．そのため，腕の挙上によって胸腔入口部が引き上げられた結果，甲状腺が頸静脈を圧迫し，顔面のうっ血，チアノーゼを誘発する[4] 図4．

■ 聴診

Basedow 病では甲状腺に血管雑音を聴取する場合がある．これは心拍出量増加により顕著になった頸動脈雑音が放散している可能性もある．

■ 触診

筆者が行っている触診法を紹介する．

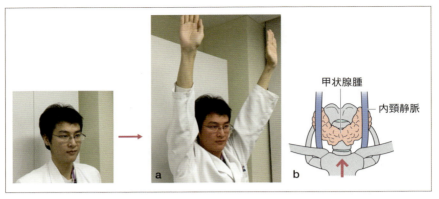

図4 Pemberton 徴候
a：上肢の挙上によって顔面のうっ血を生じる（理解しやすいよう，写真は画像処理をしている）．
b：上肢の挙上により，胸腔入口部が挙上し甲状腺腫が頸静脈を閉塞させる．

甲状腺の触診法

① 頸部をやや屈曲してもらい，患者の前面から触診を行う．
② 解剖を理解したうえで甲状腺のある位置に両手の母指を軽く当てる 図5 ．
③ 片方の母指は気管が動かないように軽く当てておき，もう一方の母指を気管の側面から横に滑らせて甲状腺を触る．
④ 甲状軟骨の下縁から鎖骨まで触診していき，腫大・硬度・結節/圧痛の有無をみる．
⑤ 嚥下を促し，甲状腺を上下に動かして触診する．正常では甲状腺と気管は 0.3〜0.6 秒で 1.5〜3.5 cm 上方に動き，0.2〜0.7 秒動きを止め，もとの位置に戻る[5]．

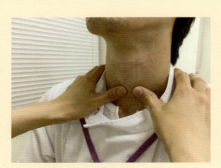

図5 甲状腺の触診法

ぜひ YouTube で「甲状腺 触診」と検索し，実際の動画を見てほしい．

正常の甲状腺は触知しないため，**触知すれば異常**である．小さくても触れている感触が弾性から硬に変われば異常であり，結節などを疑う．

亜急性甲状腺炎では**甲状腺の圧痛が著明**である．痛みを「咽頭痛」と訴える場合もあるので，嚥下時痛のない咽頭痛の場合は甲状腺の触診を忘れない．びまん性腫大は多結節性甲状腺腫，Basedow 病，橋本病でみられる．結節は 95％ 以上が良性で，それらには腺腫，嚢胞などが含まれる．結節が甲状腺癌を示唆する所見として，声帯麻痺，頚部リンパ節症，周囲組織への固着が挙げられる[6]．

甲状腺機能低下症を疑った時の身体診察

■ 皮膚所見[7]

皮膚温の低下や皮脂産生低下による乾燥，血管収縮による蒼白化がみられる．また皮膚が黄色化し黄疸と間違われる場合があるが，甲状腺機能低下では眼球強膜が保たれており，見分けることができる．

眼窩周囲や唇の浮腫，鼻の広幅化，巨舌，表情が減るなどの特徴が顔に現れる．眼瞼筋の交感神経刺激が減ることにより，眼瞼下垂も起こりうる．

■ 腱反射

甲状腺機能低下症を疑う場合は患者を座らせ，アキレス腱反射をチェックする．腱反射には筋収縮を招く収縮相ともとに戻る弛緩相とが存在する．甲状腺機能低下症の場合，収縮相と弛緩相はともに延長するが，**弛緩相の延長がより目立つ**．平均半弛緩時間は甲状腺機能低下症では 460 msec，正常群では 310 msec であった[8]．

*

その他，収縮期血圧の低下，拡張期血圧の上昇，徐脈が起こる．嗄声，難聴，手根管症候群の合併もみられるが，いずれもムチンの沈着によると考えられている．

甲状腺機能亢進症を疑った時の身体診察

■ 皮膚所見[7]

皮膚の血流がよくなり末梢血管が拡張するため，温かく湿ってなめらかな皮膚となる．特に手掌・足底でわかりやすい．顔面は赤みを帯び，黄色い爪や爪剥離症，陥凹爪がみられる．

Basedow 病の 4％ で，全身に対称性に生じる硬く，凹まない粘液水腫がみられ

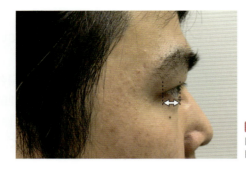

図6 正常な眼球側面
眼窩の骨の位置から角膜の頂点までを眼球突出の距離とする.

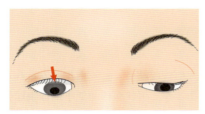

図7 Von Graefe 徴候
上方視から下方視に移行させると,上眼瞼の動きが遅れ,上眼瞼と角膜の間に白い強膜が残る.

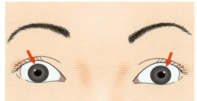

図8 Dalrymple 徴候
正面視で上眼瞼と角膜に白い強膜が見える.

る.眼症を伴う場合は15%に生じる.また1%で手指先端変化(ばち指,手足の軟部組織腫脹,長骨の骨膜反応)がみられる.

■ 眼球症状

■ Basedow 眼症

Basedow 病の25〜50%に認める.眼球突出(眼窩内の脂肪組織,結合組織,眼筋の浮腫,リンパ球浸潤による),眼瞼腫脹などが起こる[9].症状としては眼の不快感,眼痛,複視(外眼筋炎による),流涙などがある.眼球突出は側面から17 mm 以上(日本人の平均は13 mm),左右差が3 mm 以上を有意とする[2] 図6.

■ Von Graefe 徴候 図7

患者が下を向いた際に上眼瞼縁と角膜縁の間に白い強膜が見える現象.甲状腺機能亢進症でみられる.

■ Dalrymple 徴候 図8

眼瞼後退により眼裂が広がり,上眼瞼と角膜の間に白い強膜が見える状態.甲状腺機能亢進症でみられる.

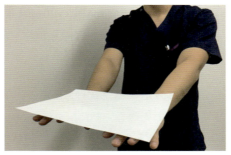

図9 姿勢時振戦の確認法
患者に両手を出してもらい，両手背に紙を置くと微細な揺れを観察しやすい．

■ 姿勢時振戦

　交感神経の緊張亢進によるもので，姿勢時に強くなる．患者に手をまっすぐ前に出してもらいその上に紙を置くと，微細な振戦でもはっきりと確認できる 図9．

＊

　その他，頻脈，心房細動は，脈をとったうえでリズムが不規則でないか確認する．収縮期血圧の上昇，拡張期血圧の低下，Ⅰ音亢進を伴う高心拍出量性の心拍動がみられることがある．

甲状腺診察の落とし穴！

高齢者の甲状腺機能亢進症の症状は非特異的！

　Basedow病の初発症状は性別と年齢で異なる．女性の若年者では甲状腺腫や動悸，手指振戦で受診する場合が多い．高齢になると甲状腺腫の割合は減り，体重減少や食思不振，下腿浮腫の割合が高くなる．一方，男性の若年者では甲状腺腫の割合は低く，体重減少や四肢麻痺が上位に挙がる．高齢になると，体重減少や全身倦怠感の割合が上がってくる[2]．

　また，60歳以上の甲状腺機能亢進症の症状を調べた研究でも，主訴は倦怠感や体重減少といった全身症状が多い（他には動悸，振戦など）．また食欲亢進よりも食思不振のほうが認められる割合は高く，注意が必要である．加えて1/3に甲状腺腫を認めず，40％で頻脈（100回/分以上）を認めない[10]．

💥 甲状腺結節・癌は overdiagnosis や overtreatment になりやすい！

甲状腺結節を見つけた場合，超音波検査や耳鼻科に紹介し穿刺吸引細胞診となる場合が多いのではないだろうか．しかし，それが患者にとってどのようなメリット・デメリットがあるかを常に考えなければいけない．

触知可能な甲状腺結節は全体の4〜7％に認められるが，甲状腺癌はそのわずか5％である．また超音波検査を行った場合，結節は全体の19〜67％に認められるため，悪性の割合はさらに少ないと考えられる．さらに，甲状腺癌は症状や死亡につながりにくい癌であることが知られている（1973〜2002年で甲状腺癌は2.4倍増えているが，死亡率は変わらず，0.5/100,000ときわめて低い）．検査や手術を含めた治療は医療費の増大を招き，患者に負担や合併症（副甲状腺機能低下症，反回神経麻痺など）を与えることもある[11]．

甲状腺癌をスクリーニングする際は，このような事実を頭の片隅に置きながら診療に当たる必要がある．

文献

1) 上田剛士：内科診断リファレンス．医学書院，2014．〈すべての内科医の必読書．甲状腺疾患についても文献に基づきまとめられている〉
2) 浜田 昇：甲状腺疾患診療パーフェクトガイド，第3版．診断と治療社，2014．〈甲状腺疾患について症状，診察，検査，治療などがわかりやすくまとまっている〉
3) Siminoski K：Does this patient have a goiter? JAMA 273(10)：813-817, 1995.
4) Wallace C, et al：The Pemberton sign. Ann Intern Med 125：568-569, 1996.
5) Siminoski K：Differential movement during swallowing as an aid in the detection of thyroid pseudonodules. Head Neck 16(1)：21-24, 1994.
6) McGee S, 2012／柴田寿彦，他（訳）：マクギーの身体診断学，改訂第2版．診断と治療社，2014.
7) Doshi DN, et al：Cutaneous manifestations of thyroid disease. Clinics in Dermatology 26(3)：283-287, 2008.
8) Sherman L, et al：The Achilles reflex. A diagnostic test of thyroid dysfunction. Lancet 1(7275)：243-245, 1963.
9) Grove AS Jr.：Evaluation of exophthalmos. N Engl J Med 292(19)：1005-1013, 1975.
10) Davis PJ, et al：Hyperthyroidism in patients over the age of 60 years. Clinical features in 85 patients. Medicine (Baltimore) 53(3)：161-181, 1974.〈非特異的な高齢者の甲状腺機能亢進症の特徴がまとまっている〉
11) Hoang JK, et al：Overdiagnosis of Thyroid Cancer. Acad Radiol 22：1024-1029, 2015.〈甲状腺結節をどこまで診断するか？画像検査で偶然見つかったものについて考察されている〉

（長野広之・石丸裕康）

四肢・体幹・皮膚

膠原病を疑った時の身体診察

膠原病を疑った際に意識する身体診察

バイタルサイン	・微熱 ・頻呼吸 ・頻脈
視診	・頭頸部：蝶形紅斑，ヘリオトロープ疹，ショールサイン，結膜炎/ぶどう膜炎，側頭動脈の発赤・腫脹，涙腺・耳下腺・顎下腺腫脹，耳介の発赤 ・口腔内：齲歯，口内炎 ・手：Raynaud現象，爪郭の毛細血管の変化（NFCC：nail-fold capillary change），機械工の手，Gottron徴候 ・四肢：関節伸側の皮疹，結節性紅斑
聴診	・頸部血管雑音 ・両下肺野を中心とした late inspiratory fine crackle
打診	—
触診	・関節炎 ・皮膚硬化

膠原病の病態

　膠原病は自己免疫疾患の一部である．自己免疫疾患では，外界からの異物（非自己）に対して攻撃を加えるはずの免疫システムにおいて何らかの不具合があり，免疫寛容にあるはずの自分の細胞（自己）に対して過剰に攻撃が加えられてしまう．これらの過程により全身に出現する炎症やその他の変化に伴い，血流の増加・破綻，局所の発赤・腫脹，結合組織の変性などが発生することにより，全身に様々な特徴的な身体所見が出現する．

診察の極意

眼・耳・口の診察
■ 眼（特に強膜炎・ぶどう膜炎について）

　軽度の眼痛，視力障害があっても，患者は主訴として訴えない場合があることを覚えておきたい．これらの症状は，特に不明熱の症候を訴える患者での診療の糸口になることがあり，注意深く対応する必要がある．

　また，**羞明**，**霧視**などの症状が認められた場合には**ぶどう膜炎の存在を疑う**．ぶどう膜炎は眼球内の血流を保つぶどう膜（虹彩，脈絡膜，毛様体）と付随する組織（強膜，角膜，硝子体，網膜，視神経乳頭）にまたがる炎症が波及した状態を示す 図1 ．強膜・角膜の炎症がある場合には疼痛が出現し，前部ぶどう膜炎（虹彩〜毛様体）がある場合には羞明，中間部（毛様体〜網膜周辺部，硝子体）から後部（網膜，脈絡膜，視神経）に障害がある場合には視力・視野障害を呈しやすいとされているが，臨床症状と実際の病変部位が異なることはままある．いずれにしろ，ぶどう膜炎の存在を疑って診療を行うことが大切である．

　他覚的に確認できる眼の所見では，**眼球結膜の充血** 図2 をピックアップすることが大切である．結膜充血に加えて眼の疼痛を認めた場合には，強膜炎の存在を疑う．強膜炎の鑑別としては，特発性，膠原病（関節リウマチ，ANCA関連血管炎，Behçet病，Sjögren症候群，脊椎関節炎），感染症（ヘルペス，梅毒，レプトスピラ症），糖尿病などがある．

■ 涙腺・耳下腺

　sicca症状（ドライアイ，ドライマウス）を認める場合，もしくは**局所の腫脹**が気

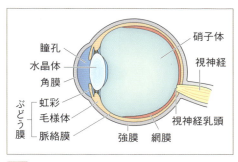

図1 眼の解剖

ぶどう膜を前部(虹彩〜毛様体)・中間部(毛様体〜網膜周辺部,硝子体)・後部(網膜,脈絡膜,視神経)で分けて考える.

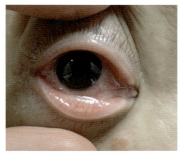

図2 結膜充血(糖尿病性虹彩毛様体炎)

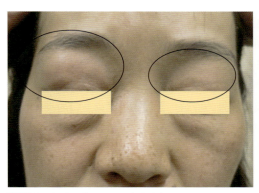

図3 涙腺腫脹(IgG4関連疾患)

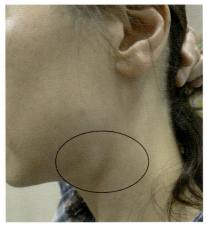

図4 左顎下腺腫脹(IgG4関連疾患)

になるなどの訴えがある場合には念入りに診察を行う.涙腺・耳下腺・顎下腺腫脹 **図3・4** をみた場合,膠原病関連ではSjögren症候群,IgG4関連疾患などが鑑別に挙がる.しかしながら,まずは悪性腫瘍(特に悪性リンパ腫)の除外が必要であり,原則として生検が必須である.

■ 耳介

耳介は髪に隠れていることも多く,定型の診察に含まれていないことが多い.しかし,再発性多発軟骨炎が鑑別に挙がる状況(高齢者での不明熱,関節炎,強膜炎,

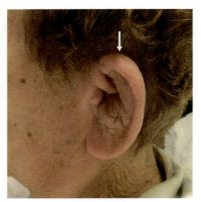

図5 左耳介の発赤・腫脹（再発性多発軟骨炎）

難聴，咽頭気道の気管軟骨肥厚などがある場合）では，必ず確認すべき箇所である．**耳介の発赤・腫脹**が認められた場合 図5 には，蜂窩織炎，Hansen病などとの鑑別を要する．再発性多発軟骨炎での局所所見は，軟骨のない"耳たぶ"については炎症がない状態が保たれるのが特徴である．

■ 口腔内

口腔内で確認するポイントは，**舌裏の唾液の貯留，舌表面，齲歯，口内炎の有無**などである．sicca症状がある場合にはSjögren症候群，IgG4関連疾患に伴う唾液腺炎などの存在を疑い，口腔内の乾燥の評価として舌裏の唾液の貯留の有無，舌表面の乾燥，齲歯を確認する．口内炎は，分布と疼痛の有無について確認する．疼痛を認める場合は，ヘルペス，アフタ性潰瘍，Behçet病，扁平苔癬などが鑑別に挙がる．認めない場合は，全身性エリテマトーデス（SLE），梅毒，悪性腫瘍などが鑑別に挙がる．

基本的には口腔内の歯の接触する部分，刺激を受けやすい舌などの非角化粘膜部位にできやすく，アフタ性潰瘍，Behçet病が鑑別に挙がる．特徴的なのは硬口蓋に分布している場合で，ここは角化粘膜部位であり，急性のSLEの皮疹と同様に扱うことを考慮すべきである．

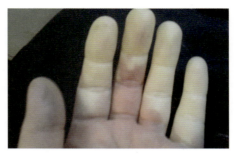

図6 Raynaud 現象(混合性結合組織病)

手・爪の診察

■ Raynaud 現象,爪郭の毛細血管の変化

　患者は「指先が痛い,しびれる,色が変わる」などの訴えで来院することが多く,膠原病の診断の入り口になることが多くある重要な症候である.

　1862年に Maurice Raynaud が,寒冷刺激に曝露した時に一時的に末梢の虚血を示す患者がいたことを見つけたのが起源である.Raynaud 現象を疑った場合,スクリーニングとして下記の3つの質問を行う.

① 指が異常に冷たく感じますか?
② 冷蔵庫や水など冷たいものに指先が触れると,指の色が変わりますか?
③ 指先が白くなったり,青くなったり,その両方が混在したりしますか?

　②,③の質問ともに陰性であった場合,Raynaud 現象ではないとされている.3つともに陽性であった場合,Raynaud 現象と判断される.典型的なのは図6のような状態だが,診察室内では変化していないことのほうが多い.寒冷誘発試験を行うのも一手ではあるが,患者本人に症状出現時の写真を携帯電話などで撮影してもらうのが簡便で現実的である(実際に図6も携帯電話で撮影されたものである).

■ 爪の診察のポイント

　Raynaud 現象について,まずはスクリーニングとして薬剤(抗癌剤,インターフェロン,エストロゲン,シクロスポリン,ニコチンなど),環境曝露(凍傷,振動刺激),手根管症候群などが背景にないことを確認する.それらが除外された段階で,強皮症,SLE,混合性結合組織病(mixed connective tissue disease:MCTD),炎症性筋炎などの膠原病を想起する.そのうえで,爪郭の毛細血管の拡張・消失・

膠原病を疑った時の身体診察

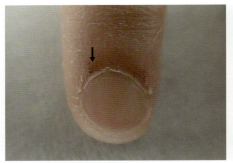 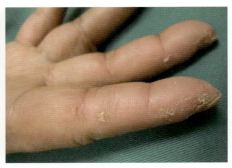

図7 NFCC（限局型全身性強皮症）
爪郭に出血点を認める．

図8 機械工の手（抗 ARS 抗体症候群）
指側面に認める手荒れのようなざらつき．

分布異常・出血などの変化（nail-fold capillary change：NFCC）を確認する．

爪郭は眼底と同様に，毛細血管が肉眼で観察可能な数少ない部位である．顕著な血管拡張や出血がある症例では肉眼所見でも NFCC が確認できる場合があり，図7 のような所見が典型的である．このような所見が確認された場合，強皮症，皮膚筋炎などを強く疑う．ダーモスコピーは 10〜40 倍程度の倍率で拡大して評価を行うことが可能である．ただし，肉眼・ダーモスコピーのみでは確認できない NFCC も存在し，capillaroscopy のような道具を使用することが評価に有用な場合もある．

■ 機械工の手（mechanic's hand）

機械工の手は，1979 年に Stahl らが初めて報告した，手指側面を中心として認められる**手のざらつき**である 図8．皮膚筋炎，もしくは抗 ARS 抗体症候群（anti-synthetase syndrome）において認められる手の皮膚所見とされている．特に，間質性肺炎・発熱・関節痛などの発症が先行し，筋力低下・皮膚所見などの筋炎に特徴的な症候を欠く抗 ARS 抗体症候群/皮膚筋炎例での早期診断に有用な所見である．

正直なところ，所見を実際に見たことがない医師にとってはただの"手荒れ"にしか見えない程度の所見であり，手湿疹との鑑別が問題となるが，機械工の手では次の 4 点が特徴とされている．
① 掻痒症や小水疱形成は認められない．
② 通常，両側に対称性に出現し，利き手とは関係ない．
③ 母指の尺骨側面と他の指の橈側側面に出現する．
④ 液状変性やコロイド体が病理学的な特徴である．

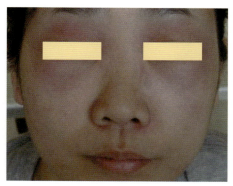

図9 ヘリオトロープ疹（皮膚筋炎）
眼瞼，眼窩周囲を中心とした浮腫性の紫紅色斑．

皮膚の診察

■ 蝶形紅斑

SLEにおける皮疹は非常に多彩であるが，**蝶形紅斑**は特徴的な所見の1つである．両側の頬部に鼻をまたいで蝶のような形で出現する紅斑である．鼻唇溝を越えないことが1つの特徴とされている．また，掻痒感，疼痛などの自覚は乏しい．もしこの所見を認めた場合には，**脱毛，爪周囲の紅斑，関節痛，Raynaud現象，発熱**などのSLEに関連する病歴・所見を再確認する．

顔面の皮膚所見全般にいえることではあるが，化粧をしていると評価が難しいことがあるため，基本的に**診察時には化粧を落として来院してもらう**ことが1つのポイントである．

■ ヘリオトロープ疹，Gottron徴候，ショールサイン，関節伸側の皮疹

Raynaud現象，筋痛・筋力低下，労作時呼吸困難の訴え（間質性肺炎の反映）などから炎症性筋炎の存在を疑った場合に，特に念入りに確認する部位である．

眼瞼周囲の変色，浮腫が**ヘリオトロープ疹 図9** である．MCP/PIP関節の伸側を中心とする，鱗屑を伴った紅斑性の皮疹が**Gottron丘疹 図10a** である．膝，肘，内踝の発疹（**Gottron徴候**）図10b，頸部，胴体部上方の皮疹（**ショールサイン**）に加えて前述の爪床毛細血管所見の変化，爪囲紅斑などを合わせて確認する．

爪周囲，関節伸側の所見をくまなく評価することが診察につながると認識すべきである．

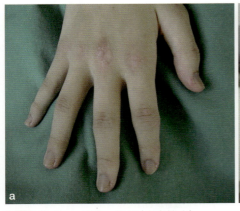 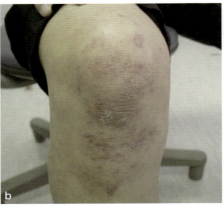

図10 Gottron 丘疹・徴候（皮膚筋炎）
a：Gottron 丘疹．b：Gottron 徴候．MCP・PIP 関節・膝関節の角化性丘疹/紅斑．

■ 結節性紅斑

　結節性紅斑は下腿伸側の脂肪織に炎症をきたし，有痛性の紅斑を呈する症候である．全身症状として発熱，倦怠感，全身性の関節炎を呈することも珍しくない．

　ポイントとしては関節炎を呈する成人女性をみた時に原因の1つとして考慮し，下腿の診察を注意深く行うことに尽きる **図11**．結節性紅斑が出ている部位の疼痛が目立つ場合も多い．ただし，下腿以外に出現した結節性紅斑は評価が難しくなる場合がある．個人的な経験であるが，炎症を伴った膝関節前面に結節性紅斑が重なり，当初膝関節炎との診断に迷った症例が非常に印象的であった（最終的にはCrohn 病と診断された）．

　結節性紅斑は炎症性腸疾患，サルコイドーシス，Behçet 病などの背景疾患の一症候として出現する可能性がある．結節性紅斑をみた時に注意深く問診（眼症状，消化管症状など）を行う．しかし**圧倒的に頻度として多いのは溶連菌感染後や特発性**などであり，皮疹以外が無症状であった場合にどこまで精査を行うかは悩ましいことも多い．

■ 網状皮斑（livedo racemosa）

　特に下肢を中心として出現する**網目様の紫紅色斑** **図12** のことである．網状皮斑の鑑別は非常に広いが，膠原病関連で考慮すべき疾患の筆頭は血管炎である．

　網状皮斑は1860年にオーストラリアの皮膚科医 Ferdinand von Habra により記

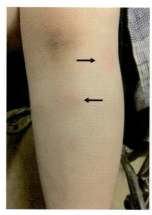 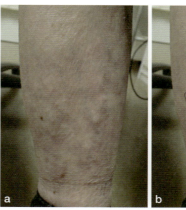

図11 結節性紅斑（特発性）
下腿伸側に有痛性の紅斑を認める．

図12 網状皮斑（顕微鏡的多発血管炎）
下腿に網目状の紫紅色斑（b：黒線で示す）を認める．

載され，1907年にHebraの弟子であるSalomon Ehrmanにより生理的なreticularis（血流はつながっているが流れが悪く，血流うっ滞を示す）と病的なracemosa（血流が破綻し流れがとぎれ，深部の血管炎の存在を示唆する）に分類されている．病的な意義が強いのはracemosaのほうである（ただし，reticularisでも血管炎の除外はできない）．また，血流が完全に途絶えた段階としてretiform purpuraがあり，危険な状態であると判断される．

■ 皮膚硬化

皮膚硬化の有無を注意深く評価するのは，Raynaud現象や関節痛，NFCCなどが認められ，強皮症を鑑別として挙げている場面が中心となる．基本的に皮膚は手指末端でもつまめるものであるが，全身性強皮症においては皮膚硬化の進行が認められるため困難になってくる．手指であれば硬化の範囲がMCP関節よりも近位に至るかどうかは全身性強皮症において限局型・全身型を区別する1つの基準である．手指のみならず，顔面，体幹部，足趾などの評価も合わせて行う．強皮症における顔面の鳥様顔貌は1つの特徴的な所見であることを覚えておきたい．

関節の診察

「関節が痛い」と訴えてくる患者において，関節炎（関節の腫脹）があるかどうかの評価のためには，以下のステップで診察を行う．

① 関節外の疼痛（筋痛など）を「関節が痛い」と訴えて来院することがあるので，最初に疼痛部位を確認する．
② 関節近くが痛いのであれば，次に関節痛と関節周囲痛を区別する．**関節裂隙での痛み，すべての関節可動域方向での痛みがある場合には，関節痛が示唆される**．また，**自動痛が他動痛より大きい場合には関節周囲痛が示唆される**．
③ 関節痛の場合，非炎症性の関節痛と関節炎を区別する．**安静時痛を伴う場合には関節炎**を鑑別に考慮し，安静時痛を伴わず**活動時もしくは活動後に増悪する場合には非炎症性**（変形性関節症など）が考えやすい．局所所見としては，関節周辺に腫脹，圧痛，熱感，発赤などがあれば関節炎が疑わしい．これらの中で最も判断しやすいのは関節可動域制限である．正確な評価のためには，角度計を用いるのが最も正確である．

関節の触診法

触診では，関節裂隙を検者の爪が半分白くなる程度 図13 に力を入れて押して評価する．関節裂隙に滑膜の肥厚があるかどうかを確認する．「圧痛がある＝腫脹がある」ではないが，腫脹の有無を評価するのが困難なことも多く，圧痛の有無は補助的な診断として用いる．

熱感の評価は，周囲の筋組織と触り比べてみるのが最もわかりやすい．基本的には関節は血流が乏しい組織で，周囲の筋組織に比べて冷たいのが原則である．また，左右差がある場合には左右の関節を触り比べてみるのも一手である．

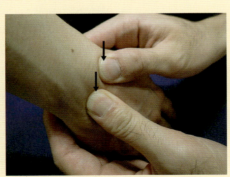

図13 関節の触診
特に爪に注目．

その他の部位の診察

■ 側頭動脈

　50歳以上の患者に頭痛，発熱の持続，視力障害などが起こった場合の鑑別として側頭動脈炎が挙げられる．この場合に特異度の高い問診では**顎跛行**（食事の際に咀嚼を続けていると，顎関節周囲の疲労感と疼痛が出現して続けて咀嚼できなくなり，休むと回復する），**頭皮痛**などを確認し，身体診察としては**側頭動脈の局所の発赤・圧痛**の確認を行う．側頭動脈炎が疑われている場合に身体所見のみで除外を行うことは難しく，側頭動脈の超音波検査，生検を行う必要がある．

■ 頸部血管雑音

　膠原病関連としては高安動脈炎の存在を疑った場合に，**血管雑音を確認すること**が大切である．特に若年女性で発熱の持続がある場合には鑑別として高安動脈炎を想起し，頸部・腹部の血管雑音の聴取とともに心雑音の評価，四肢動脈の触知を欠かさないことが肝要である．

■ 肺雑音

　膠原病関連としては間質性肺炎の合併が多く，**胸部背側からの聴診を欠かさない**ことが大切である．late inspiratory fine crackles の有無を確認する．逆に，間質性肺炎を疑う所見が確認された場合には，関節リウマチ，炎症性筋炎，全身性強皮症などの存在を疑い，病歴・身体所見の再確認を行う．

膠原病診察の落とし穴！

💥 見えているのに見ていない！？

　膠原病の身体所見は目立たないものが多いため，鑑別診断の上位に挙がっていないと"見えているのに見ていない"状況に陥り，見逃してしまうことがよくある．

💥 確率が上がれば詳細な身体診察を！

　基本的に膠原病は"稀なもの"であるが，特徴的な病歴を呈している場合，他疾患が除外されて膠原病の確率が相対的に上がってきている状況では，本文に挙げられているような（平時に確認されにくい）内容について，身体所見を確認する必要がある．

💥 一歩引いて考える！

　また逆に，自分が診療しているセッティングで膠原病の有病率が高くない場合に，膠原病を疑う病歴・身体所見を認めた時には，一歩引いて考える癖をつけることも大切である．一般的な症候の鑑別をスキップして，1つの症候・所見を大きく取り扱いすぎると，介入すべき感染症を見逃すなど，認知バイアスに足元をすくわれる危険性があることを認識しておく必要がある．

文献

1) Wigley FM：Clinical practice. Raynaud's Phenomenon. N Engl J Med 347(13)：1001-1008, 2002.
2) Stahl NI, et al：A cutaneous lesion associated with myositis. Ann Intern Med 91(4)：577-579, 1979.
3) Sohara E, et al：Mechanic's hands revisited：is this sign still useful for diagnosis in patients with lung involvement of collagen vascular diseases? BMC Res Notes 7：303, 2014.
4) Schwartz RA, et al：Erythema nodosum：a sign of systemic disease. Am Fam Physician 75(5)：695-700, 2007.
5) Copeman PW：Livedo reticularis. Signs in the skin of disturbance of blood viscosity and of blood flow. Br J Dermatol 93(5)：519-529, 1975.
6) Parsi K, et al：Reticulate eruptions：Part 2. Historical perspectives, morphology, terminology and classification. Australas J Dermatol 52(4)：237-244, 2011.

〈綿貫　聡〉

四肢・体幹・皮膚

皮膚・軟部組織感染症を疑った時の身体診察

皮膚・軟部組織感染症を疑った時に意識する身体診察

バイタルサイン	・発熱(37〜40℃．高熱は重症であることが多い) ・ショックバイタル(血圧低下，頻脈．これらの逆転は壊死性軟部組織感染症や敗血症，毒素性ショック症候群を疑う) ・頻呼吸(＞20回/分)
視診	・腫脹(熱感と腫脹はしばしば一致しない．腫脹している部位の深部にも注意して診察する) ・発赤(浅いほど境界明瞭，深いほど境界不明瞭) ・紫斑(出血を伴う場合に出現しうる) ・水疱(壊死性軟部組織感染症を示唆する) ・びらん，潰瘍
聴診	・crepitation(捻髪音：ガス産生を示唆する)
打診	・皮下に液体貯留があればdullに感じる
触診	・熱感(左右差に意識して診察する．手掌よりも手背のほうが鋭敏である．自身の手を左右交互にして診察する) ・圧痛(発赤している部位よりも圧痛が広がっている場合，壊死性軟部組織感染症を意識する) ・握雪感(ガス産生を示唆する)

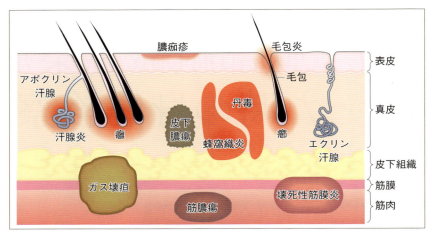

図1 皮膚・軟部組織感染症の解剖

　皮膚・軟部組織感染症は比較的頻度の高い疾患であるが，軽症から重症まで様々な疾患が含まれる．この中でも，壊死性軟部組織感染症は進行も早く，しばしば致死的であり，救命のためには早期のデブリドマンと適切な抗菌薬投与が必要となる．深さと広がりを意識した問診と診察を行い，見逃さないように注意したい．また可能なかぎり，グラム染色および培養検査を行い，起因菌と想定した抗菌薬選択を行うことも重要であろう．

皮膚・軟部組織感染症の解剖と病態

　皮膚は表層から，表皮，真皮，皮下組織と3層になっており，その深層に筋膜，筋肉が存在する 図1．真皮内には毛包，アポクリン汗腺やエクリン汗腺といった汗腺がある．

　皮膚・軟部組織感染症は病変の深さ，広がりによって，大まかに次の4つの病態に分けられる．

　1つ目が，主に表皮感染である**膿痂疹**や**毛包炎**である．

　2つ目が，真皮感染である**癤**(フルンケル：毛包炎が毛包周囲に限局して結節になったもの)，**癰**(カルブンケル：炎症が波及して広い範囲の炎症を伴うもの)，**汗腺炎**(真皮内の汗腺に感染を起こしたもの)，**皮下膿瘍**である．

3つ目が，真皮から皮下組織へかけての感染である丹毒，蜂窩織炎である．炎症部位が表層に強いものを**丹毒**，深層に強いものを**蜂窩織炎**と考えれば理解しやすい．炎症は一部皮下組織にも達する．

4つ目が，**壊死性筋膜炎**(筋膜まで感染が及び，筋膜に沿って感染が一気に波及するもの．皮下組織にも感染し，壊死組織を形成する．筋膜炎という疾患名ではあるが，筋肉にも感染が波及することがある)，**筋膿瘍**(筋肉内に感染を起こして，膿瘍を形成する．血行感染から起こることが多い．代表的なものとして腸腰筋膿瘍があるが，四肢の筋にも起こることがある)，**ガス壊疽**(皮下組織から筋肉内にかけて壊死を起こす．基礎疾患に糖尿病がある場合，糖尿病性足壊疽からガス壊疽に進展することがある)である．より深部へ感染を起こすほど重症になりやすい．壊死性筋膜炎やガス壊疽などの重篤な深部感染を総称して壊死性軟部組織感染症と呼ぶこともある[1]．

感染症診療の原則として，基礎疾患，感染巣，起因菌を想定することが重要である．各々の病態に，どのような菌が関与しやすいかをあらかじめ知っておく必要がある．また，病歴や基礎疾患からも，病態および起因菌を推定することができる．

皮膚・軟部組織感染症の起因菌

感染巣がどの深さまで及んでいるか，どの範囲に広がっているかを把握することで，疾患名を予想することができる．検体が採取できれば，積極的にグラム染色を行いたい．また，病歴や基礎疾患からは疾患名および起因菌を予想できる．

前述した病態において，一般的に，**癤**，**癰**，**汗腺炎**，**皮下膿瘍**，**蜂窩織炎**では *Staphylococcus aureus* が多く，**丹毒**では *Streptococcus pyogenes* が多い．**壊死性筋膜炎**では *S. pyogenes* を代表に，*S. dysgalactiae* subsp. *equisimilis* など他の連鎖球菌や，免疫不全があればグラム陰性桿菌なども起因菌となりうる．その他の特徴のある病態や病歴，基礎疾患において頻度の高い起因菌，推奨抗菌薬について表1にまとめた[2]．

グラム染色の重要性

膿瘍などの液体が貯留している場合，**積極的に穿刺や切開排膿(ドレナージ)して**図2，**グラム染色**を行いたい．穿刺や切開排膿自体が治療にもつながるため，一石

表1 病態・病歴・基礎疾患から疑われる起因菌と推奨抗菌薬

病態・病歴・基礎疾患	起因菌	推奨される抗菌薬
頬部蜂窩織炎（小児に多い）	Haemophilus influenzae, Streptococcus pneumoniae	ABPC, ABPC/SBT, CTRX
糖尿病性足壊疽	グラム陰性桿菌（Enterobacteriaceae, Pseudomonas aeruginosa, Acinetobacter）, 嫌気性菌（Bacteroides, Peptostreptococcus）	ABPC/SBT, PIPC/TAZ, CMZ, CTRX+CLDM
ヒト咬傷	嫌気性菌（Bacteroides, Peptostreptococcus）, Eikenella corrodens, Streptococcus viridans, Staphylococcus aureus	ABPC/SBT など
イヌネコ咬傷	Pasteurella, Staphylococcus aureus, Streptococcus intermedius, Neisseria canis, Haemophilus felix, Capnocytophaga canimorsus, 嫌気性菌	ABPC/SBT など
海水曝露	Vibrio vulnificus	CAZ+DOXY, CTRX+CPFX, CTRX+MINO
淡水曝露	Aeromonas	CTRX, CPFX, MEPM など
水槽	Mycobacterium marinum	CAM+EB, CAM+RFP など
肉・魚介類	Streptococcus iniae, Erysipelothrix rhusiopathiae	PCG, CTRX
好中球減少	SPACE（Serratia, Pseudomonas, Acinetobacter, Citrobacter, Enterobacter）	CFPM, PIPC/TAZ, MEPM など
HIV/AIDS	Helicobacter cinaedi	ABPC, CTRX, MEPM, DOXY など
細胞性免疫不全	Cryptococcus neoformans	AMPH-B+5-FC → FLCZ
植物曝露	Sporothrix schenckii	AMPH-B

皮膚・軟部組織感染症の起因菌のほとんどはブドウ球菌と連鎖球菌によるが，病歴聴取ではそれぞれの起因菌を推定した質問が重要である．

ABPC：アンピシリン，ABPC/SBT：アンピシリン・スルバクタム，CTRX：セフトリアキソン，PIPC/TAZ：ピペラシリン・タゾバクタム，CMZ：セフメタゾール，CLDM：クリンダマイシン，CAZ：セフタジジム，DOXY：ドキシサイクリン，CPFX：シプロフロキサシン，MINO：ミノサイクリン，MEPM：メロペネム，CAM：クラリスロマイシン，EB：エタンブトール，RFP：リファンピシン，PCG：ベンジルペニシリン，CFPM：セフェピム，AMPH-B：アムホテリシンB，5-FC：フルシトシン，FLCZ：フルコナゾール

〔馳 亮太：軟部組織感染症：蜂窩織炎と壊死性筋膜炎で考えるストラテジー．Hospitalist 1（2）：295-303，2013 をもとに作成〕

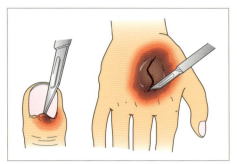

図2 切開排膿
膿貯留が疑われる場合には積極的に排膿（ドレナージ）する．

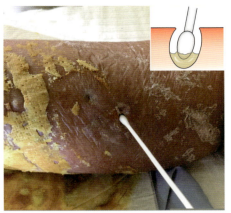

図3 正しいスワブの採取法
表面をしっかり消毒し，表面ではなく内部の滲出液をぬぐうことでコンタミネーションを防ぐ．

二鳥である．瘻孔を形成していて膿を排出している場合には，グラム染色で観察された菌が起因菌である可能性が高い．癤，癰，汗腺炎などの場合にも注射針で切開して，さらにぐっと押し出すことでデブリドマンもでき，良質な膿の採取ができる．

　滲出液についてもスワブなどを行って染色することをお勧めするが，コンタミネーションを拾ってしまう場合があるため，真の起因菌であるかどうか解釈に注意が必要である．よって，スワブの染色を行う際には，皮膚表面の検体を採取するのではなく，なるべく深部の検体を採取することが重要である．具体的には，表面はしっかりと消毒し，なるべく新規の切開を入れ，その内部にスワブを突っ込む 図3 と比較的良好な結果が得られると筆者は感じている．

病歴と基礎疾患からの予想 表1

　臓器移植やHIV，糖尿病などの免疫不全があれば，感染を起こしやすいのは容易に理解できるだろう．また病歴からは，病原体への接触がなかったかを予想できる．他には，保菌者や動物との接触，水や土壌との接触によって感染しうる病原体が存在する．前述したグラム染色の所見と合わせることで，さらに起因菌に迫ることができる．

診察の極意

> **皮膚・軟部組織の診察法**
>
> まず，痛みの訴えがある部位を中心に診察を行うのが合理的である．基本的に症状がある部位に感染があるはずである．
>
> 痛みが生じてしまうと他の所見がとりにくくなってしまうので，他部位の診察と同様に視診から始め，必要に応じて打診や聴診を行い，最後に触診を行うとよい．
>
> 痛みを訴える部位の発赤や腫脹の程度を確認したうえで，熱感がないかを確認する．次に圧痛の有無を確認するが，ゆっくり徐々に押さえることで深さがどの程度なのか予想する．最後に把握痛の有無を確認するが，この際には握雪感がないかも同時に確認する．

以下，患者の診察を行う際の過程について解説する．

視診

■ バイタルサインをチェックするとともに見ておきたいこと

■ 見た目のシックさ

バイタルサインに異常がある場合や意識障害をきたしている場合などには，救急搬送されてくることも少なくない．高熱があったり，ショックバイタルであったり，頻呼吸であったり，意識障害があれば，重症である予想はつくが，それとともに見た目のシックさを重視したい．"シックさ"を紙面で伝えるのは難しいのだが，ぐったりして話をするのもきつそうな感じであったり，家族が言う「いつもと全然違う感じ」といったものである．もちろんバイタルサインの異常や意識障害をきたしているような場合には，シックさを醸し出していることが多い．

■ 実際に診察をする際に気を付けること

■ どの部位を痛がるか

感染を起こしている部位は痛い．当たり前であるが，重要なことである．発赤や腫脹といった見た目の異常を伴っている．発赤している部分は感染を起こしており，痛みを感じるのは当然である．蜂窩織炎の発赤を 図4 に示す．発赤の境界が不明瞭な点が，丹毒との違いである[3]．顔面は皮下組織が薄いため，丹毒の好発部位である 図5．見た目がミカンの皮のようであるため，peau d'orange（orange peel sign）などと呼ばれる．

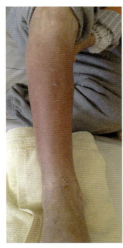
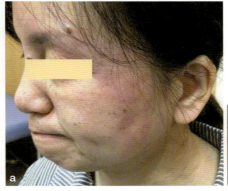
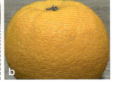

図4 下腿蜂窩織炎
発赤の境界が不鮮明でマーキングが困難である．

図5 顔面丹毒（**a**）
紅潮が強く，境界明瞭，皮膚表面の凹凸がミカンの皮（**b**：orange peel）に類似する．

　ただし，**発赤の範囲を越えて痛みを訴える場合は要注意**である．壊死性筋膜炎は深部の感染症であるため，見た目の発赤よりもより広範囲に感染を起こしている可能性があり，見た目と痛みのギャップを生じるのである[4]．痛みの程度も参考になる．痛ければ痛いほど重症である可能性が高く，壊死性筋膜炎などでは激痛を訴えることが少なくないが，痛みの閾値には個人差があるため，参考所見であることに留意する．もちろん，出血所見である紫斑や水疱も壊死性筋膜炎を示唆する所見であるが，頻度はそれほど高くないため，認めないからといって否定はできない．

　逆に表層にまで炎症が波及して，発赤や腫脹を認める場合がある．「**表面をみたら深部を疑う**」というように，感染部位がより深い部位にあるのではないかと疑って，観察する必要がある．例えば，関節周囲であった場合には，化膿性関節炎の存在に注意する．化膿性足関節炎から蜂窩織炎を呈した症例を 図6 に示す．

■ 侵入門戸を探す

　皮膚は生体を守る重要なバリアであり，創傷などがあれば，そこから菌が侵入して感染を引き起こす．特に蜂窩織炎においては，アトピー性皮膚炎や長期の湿疹，爪白癬 図7 といった基礎疾患があればリスクとなり，虫刺されやひっかき傷などもバリア破綻をきたす．入院中であれば，褥瘡や点滴刺入などが原因となることもあ

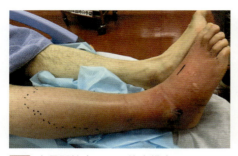

図6 右足関節炎からの蜂窩織炎
足関節を中心に発赤・腫脹がみられ，中枢側・末梢側へ広がっている．足関節炎の併発の有無は治療法・後遺症にかかわるため注意を要する．

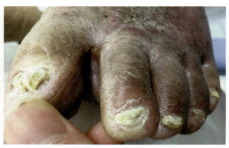

図7 爪白癬
蜂窩織炎はリンパ路を伝って感染することがあるため，侵入門戸としての爪白癬は必ず確認する．

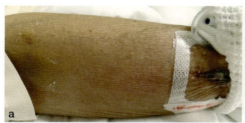

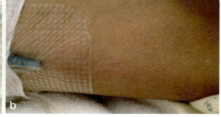

図8 点滴刺入部の静脈炎
点滴の刺入部は感染の侵入門戸となりうる．

る．点滴刺入部位は静脈炎 図8 を起こしたり，その周囲に蜂窩織炎を起こすことがあるため，変化がないか毎日確認するようにしたい．

聴診

　ガス産生を伴う感染があった場合には，crepitation（捻髪音）が聞かれることがある．聴診器を持たないほうの手で皮下組織をぐっと寄せてきて，聴診器で皮膚を押さえていくと「プチプチ」とか「ブシュブシュ」といった音が聞かれる 図9 ．触診における握雪感以上の情報をもたらさないため必須ではないが，特徴的な音であるので筆者は聴診している．

打診

　膿瘍を形成していたり，浮腫が重篤化して間質の水分が過剰になっていた場合，

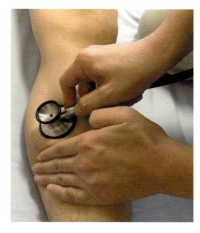

図9 捻髪音の聴診
ガス産生菌による感染の場合，聴診器を当て皮膚を押さえるとプチプチとした音を聴取する．

皮下に液体貯留があれば tapping により dull に感じられる．

触診

皮膚・軟部組織感染症において最も重要な診察である．前述した解剖を意識して，どの深さにまで到達しているのか，どの範囲まで広がっているのか，把握するべく診察を行う．

■ 最表層をどう診察するか

初めは，手を添えるだけといったくらいの**ソフトタッチ**で**熱感の有無を確認**する．微妙な変化をとらえるのには，**手掌よりも手背を当てたほうがよい**ようである．また，左右差を確認するために，**症状がある部位と対称の部位**（たとえば右足であれば左足）**を同時に触れる**．**自身の診察する手も入れ替えて触れる**とよい．熱感を感じたら，その部位から徐々に周囲の広がりがどの程度あるのかを確認していけばよい．

丹毒や蜂窩織炎など，表皮，真皮，皮下組織といった表層の感染の場合には，軽く触れるだけでも痛みを生じうる．表層の感染を疑って診察する際には，いきなりぐっと押さえつけるように触るのではなく，**表面から少しずつじんわりと押さえていく**ようにする．表層の感染であれば，より早い段階で痛みを訴える．ただし，深層の感染であっても，表層まで炎症が波及している場合には，同様の痛がり方をするので注意が必要である．

■ 深部の感染を疑う所見がないかを確認する

　前述したように表面から徐々に押さえていくことで，ある程度の深さを予想することができる．ある程度押さえなければ痛みを訴えない場合，表層の感染よりも深部の感染である可能性が高いだろう．また，把握痛についてもチェックしておきたい．深部感染であれば，**圧痛よりも把握痛のほうが目立つ**．この際に，**握雪感の有無**についても同時にみることを忘れないようにしたい．握雪感というのは，新雪を握りしめたり，踏みしめたような感触であり，ギュギュギュといった表現が合う．これは皮膚・軟部組織感染症において，ガスの存在を示唆する．代表的なガス産生菌は嫌気性菌であるが，腸内細菌や黄色ブドウ球菌などの菌もガス産生することがある．また，ガスの存在する病態としては，糖尿病性足壊疽に伴う頻度が比較的多く，臨床的に重要であろう．

■ 所属リンパ節の確認

　感染を疑う部位の所属リンパ節の腫脹がないかについても確認しておく．腫大や圧痛があれば，感染の波及を疑う所見であり，増悪に注意する．またリンパ節腫脹をフォローすることで，治療がうまくいっているかの確認にも有用である．

皮膚・軟部組織感染症の落とし穴！

壊死性筋膜炎の初期像に注意を払う！

　初期の壊死性筋膜炎においては，バイタルサインも崩れておらず，典型的な症状や所見にも乏しいものが存在する．この時点では，蜂窩織炎と誤って診断されてしまう可能性が高く，この2つの病態を鑑別することが重要である．壊死性筋膜炎の病状の進行は非常に速いため，この時点で適切な介入をできるかどうかが生死を分ける．

　以下は筆者が実際に経験した症例である．

> 　50歳代の女性が左下腿の疼痛を主訴に，夜間に救急外来を受診した．ぼんやりとしており，受け答えがあいまいであったが，39℃台の高熱を認めたため，発熱に伴うものだろうと判断された．頻脈ではあったが血圧は保たれており，バイタルサインの逆転はなかった．左下腿を押さえると激しい痛みを訴えたが，局所の発赤もあまり目立たなかったため，蜂窩織炎と判断された．血液培養を採取した後，セファゾリンの点滴のみで経過をみていた．

> 明け方より，意識レベルが低下して反応がなく，ショック状態となったため，筆者がコールを受けた．診察すると，左下腿は紫色に変色しており，壊死性筋膜炎が疑われた．整形外科により緊急の下肢切断術を行い，抗菌薬をメロペネムとクリンダマイシンに変更，集中治療を行ったが，翌日に死亡した．

　上記の症例を振り返り，壊死性筋膜炎らしさを検証したい．まず，**意識障害とショックには注意**が必要である．蜂窩織炎では，菌血症を伴っている場合を除き，意識や血圧は保たれていることが多いように感じる．次に，**所見と比較して明らかに激しい痛みを訴える**場合や，**局所所見を越えた圧痛や把握痛がある**場合には壊死性筋膜炎の可能性が高い．また検査になってしまうが，この症例ではCRPが55 mg/dLと異常高値であった．筆者は，**CRP30 mg/dLを超える異常値**の場合には，壊死性筋膜炎の可能性が高まると考えている．

💥 非感染性疾患の可能性も考える！

　蜂窩織炎と診断し，抗菌薬治療を行ってもなかなか改善しないことがある．そもそも蜂窩織炎においては，治療開始後に**初期悪化を起こす**ことが知られている．安静や下肢挙上，クーリングといった**補助療法も重要**であり，初めにこれらが行われていないと抗菌薬だけでは治りが悪い．

　もう1つ考えておくべきなのが，非感染性疾患の存在である．蜂窩織炎と間違えやすい疾患として，深部静脈血栓症とうっ滞性皮膚炎がある．凝固異常やリンパ浮腫など，各リスクがある場合には考えておく必要がある．深部静脈血栓症であれば，下肢静脈エコーで確認する必要がある．うっ滞性皮膚炎は蜂窩織炎と合併していることも多いので鑑別が難しいが，前述した補助療法の他，弾性ストッキングなども用いて治療を行う．

文献

1) Anaya DA, et al：Necrotizing soft-tissue infection：diagnosis and management. Clin Infect Dis 44(5)：705-710, 2007.
2) 馳 亮太：軟部組織感染症：蜂窩織炎と壊死性筋膜炎で考えるストラテジー．Hospitalist 1(2)：295-303, 2013.
3) Bisno AL, et al：Streptococcal infections of skin and soft tissues. N Engl J Med 334(4)：240-245,1996.
4) Mishra SP, et al：Necrotizing Soft Tissue Infections：Surgeon's Prospective. Int J Inflam 2013：609628, 2013.

（有馬丈洋）

COLUMN 8

壊死性筋膜炎の診断と治療

壊死性筋膜炎は内科エマージェンシーの代表であり，1分1秒を争う．この疾患を疑った時点で，もはや壊死性筋膜炎の診断でよい．救命のためには，デブリドマンや切断術が必須となるため，各々の病院において対応できる外科や整形外科を緊急コールしてもらいたい．すでにバイタルサインが崩れ始めている場合には，救急科や集中治療科にもコールし，チームで救命しなければならない．

デブリドマンや切断術がすぐにでも必要と判断されれば，深部組織の所見と検体採取が可能であり，治療と並行して診断を行うことができる．もし，デブリドマンや切断術を行わない際には，ベッドサイドフィンガーテストが有用である．局所麻酔下に 2 cm ほどの切開を筋膜まで行い，優しく指を挿入する．出血がなかったり，灰色の壊死組織を認めたり，鈍的に剥離を行っても痛みがなければ，陽性である[1]．また，膿汁はさらさらした濁った排液であり，dish water と呼ぶ．これら陽性の所見があれば，壊死性筋膜炎と判断する．

文献
1) Misiakos EP, et al：Current concepts in the management of necrotizing fasciitis. Front Surg 1：36, 2014.

（有馬丈洋）

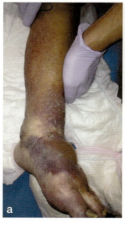
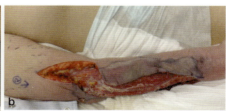

図　壊死性筋膜炎
a：左下腿壊死性筋膜炎．b：右上肢壊死性筋膜炎，デブリドマン後．
（関東労災病院感染症治療管理部　丹羽一貴先生提供）

第3章

あるジェネラリストの身体診察

発熱患者をみる時

身体診察は指導者との出会いや臨床経験を通して，それぞれのやり方(順番，こだわりなども含め)が確立されていくものだろう．細かな手技の違いはあるかもしれないが，いずれにしても「そこに所見がある！」と思って見つけにいくことが重要である．本章では，発熱患者への身体診察をご紹介したい．

＊

　バイタルサイン全般にもいえることだが，発熱，つまり体温で重要なのは，普段とどれくらい異なるか，である．体温が普段35.2℃の人は36.9℃でかなり熱っぽく，だるく感じるだろう．人工透析や糖尿病など体温自体を修飾する病態もあり，患者ごとの**平時の体温を把握する**ことが望ましい．

　測定部位による違いも重要である．様々な研究があるが，腋窩温・鼓膜温＋0.4℃が口腔温，口腔温＋0.4℃が直腸温と覚えるとよい．つまり**深部体温（直腸など）は表面体温（腋窩など）より約1℃高い**．しかし表面体温は寒冷刺激や脂肪などの影響でより低下しやすく，1℃より差があることも多い．

　発熱と複合したバイタルサインの異常で最も有名なのは，**相対的徐脈**だろう．熱が高いのに脈が遅いという状態である．「39℃で110番」といわれるように，39℃もあれば脈が110〜120回/分くらいはあってほしいが，それよりも脈が遅い場合，甲状腺機能低下症やβ遮断薬の使用，薬剤熱や中枢熱も考えられる．感染症では*Legionella*，*Chlamydia*，*Rickettsia*や*Leptospira*が有名である．

診察の極意

　発熱患者で身体所見をとる時は，全身を上から下まで見るスタイル(top to bottomアプローチ)で患者の体が発するサインをとらえる．患者の病歴は時に雄弁で，原因となる状況を克明に描き出すことができる．しかし状態が悪い場合，また何らかの理由で患者がものを言えない場合などは，高い病歴の問診技術を持っていてもそれは無効であり，検出感度を上げた網羅的な身体診察が役に立つ．top to bottomアプローチの習慣は特に研修の初期に訓練しておくと，所見をくまなく探す網羅性を獲得でき，見つけるべき所見を鋭くとらえる迅速性や鋭利性を養うことができる．

手

　まずは手の所見である．発熱患者で懸念されるのは，代謝性アシドーシスのような命に関わる代謝亢進状態（hypermetabolic state）である．そこで循環を確認するために，まず四肢末梢を触る＊．

　触った時に，熱くジトッとした交感神経が優位に作動しているような手は，敗血症を代表とする分布異常ショックを想起させる．一方，発熱がありながら，そこまで熱くなくジトッとした手は，それはそれで「嫌な感じ」である．体温を上げる余力さえ残っていないのかもしれない．手を触ると熱いものの，ジトッとした感じはなく乾燥していれば，代謝性の要素（甲状腺ホルモンや二酸化炭素など）で末梢血管が拡張しているサインかもしれない（代謝性要素であっても，別の理由でジトッとしていることもありうる）．

■ 爪

　次に，爪を見よう．発熱患者では形状や爪床，その周囲に気を払う．**爪の表面が分厚くなっている**，特に**爪甲剝離**では，外傷や薬剤以外に真菌や全身性疾患の関与（乾癬や甲状腺機能異常）も疑われる．

　発熱時の爪で押さえておきたいのは，**爪下線状出血**（splinter hemorrhage）の見方だ．典型的には爪の遠位より近位でみられ，感染性心内膜炎や全身性エリテマトーデス（SLE），抗リン脂質抗体症候群など免疫複合体が末梢に塞栓を作り，出血斑を作る病態である．**指の腹にペンライトを当て，爪のほうから透かして見ると，微小な点～線状の出血を拾うことができる**（→ p 101）．筆者は感染性心内膜炎を疑う患者をベッドサイドで診察する時に，手や足の指先にペンライトを当て，研修医と一緒に観察している．この線状出血は，成書には「急性ではなく亜急性の細菌性心内膜炎にみられる」と書かれていることが多いが，末梢の塞栓所見が発症から数日～7日かかることが多いため，急性ではなく亜急性の所見と認識されているのではないかと考えられる．線状出血を探す場合は，手掌の Osler 結節（痛斑）図1 や Janeway 斑，眼瞼結膜の点状出血や眼底の Roth 斑，そして心雑音をセットで探すとよい．爪下線状出血をみると同時に，爪周囲炎や爪上皮の出血斑も探す．仮に熱があ

＊同時に胸の上がり方と呼吸数を観察し，発熱をきたす代謝性アシドーシスの病態があった場合，呼吸によってどのくらい代償されているかを考え，血液ガスの結果も想像しておくとよい．

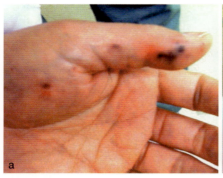
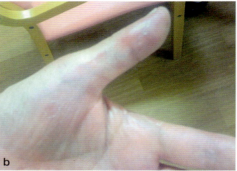

図1 Osler 痛斑
治療前（a）はいかにも痛そうな皮疹であるが（実際に圧痛あり），治療後（b）は圧痛が消失した．

り，それが不明熱であれば，膠原病が想起される．患者に尋ねてみれば，以前からRaynaud 現象（続発性）が出ていたことがわかるかもしれない．

この他にも手や腕の所見は身体診察の宝庫である．

頭部

頭部（顔面を除く）は見落としやすいが，意外な情報が得られる．高齢者の皮下血腫，頭皮の帯状疱疹は，見落としがちだが，よくある頭部病変である．髪を剃って

COLUMN 9

手の診察

「すべての身体所見はまず手から始まる」「手は口ほどにものを言い」といわれるように，筆者は一般的に身体診察は「手」から始めている．手を見るだけで，患者の職業がわかることもよくある．手（足）は体の先であり，末梢に大きなトラブルがなければ中枢にも大きな問題がない可能性を示唆する．また臨床医が患者の手を取り，じっとその手を見つめる姿からは，単に医学的に手を診察するだけでなく，患者自身に「私はあなたのそばにいて，きちんとあなたを診ているんですよ」というメッセージを送ることもできる．　　　　　　　　　　　（志水太郎）

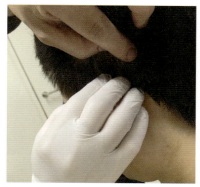

図2 頭皮の診察
右手は耳を保護し，左手でその近傍を丁寧にかき分けている．

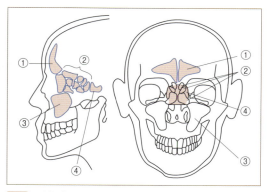

図3 副鼻腔
①前頭洞，②篩骨洞，③上顎洞，④蝶形骨洞

いれば頭皮の病変は発見が容易だが，頭髪がある場合は丁寧に**髪をかき分けて調べる必要がある** 図2．

顔面

　顔面では，発赤・熱感（蜂窩織炎，丹毒，壊疽性膿皮症）や膿疱（帯状疱疹）などの炎症所見が重要である．**蜂窩織炎の発赤は辺縁が不明瞭なのに対し，丹毒は明瞭である（→ p209）**．また顔面の壊疽性膿皮症は蜂窩織炎との鑑別が難しく，炎症性腸疾患や Behçet 病など全身性疾患の表現であることも多い．このような所見をみたら，皮膚粘膜や関節なども含め，全身検索をくまなく行う．

　一方，顔面では**副鼻腔叩打痛**（副鼻腔炎）が重要である．副鼻腔は4種類あり 図3，上顎洞と前頭洞は顔面の前面に位置するため，圧痛や打診などで比較的容易に病変を誘発できる．大抵は発熱に加え，鼻汁・鼻閉や頭痛を伴う．蝶形骨洞の副鼻腔炎は時に診断が困難だが，「**頭頂部に抜ける頭痛**の数少ない鑑別」という古典的な clinical pearl を思い出し，診断の糸口をつかんだ経験がある．ちなみに蝶形骨洞は海綿状脈洞周囲を走る脳神経に近く，炎症が視力や眼球運動にも影響を及ぼすことがある．

　発熱の原因が顔面に位置する場合（炎症でも腫瘍でも），特に急な症状で来院した場合（急性の顔面の蜂窩織炎など）は，近傍の構造（骨や眼球，髄膜や脳など）に影響しうることを考慮し，慎重に対応する．

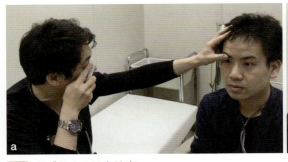
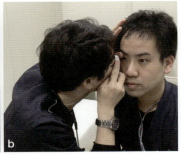

図4　必ず見える眼底診察
① 左手の位置と右手（利き手）の眼底鏡の持ち方に注意してほしい（**a**）．左手は母指を上瞼に当て，光の反射で眼が閉じないようにしておく．
② 右手と眼底鏡と術者の顔面を一体化させ（術者右手の母指および母指球が術者の頬に接着して離れないイメージ），正視した患者の30°ほど右外側から患者の右瞳孔を覗く．検者は眼底鏡から覗く側の眼だけを開け，逆の眼をウインクするように閉じると集中できる．
③ 開いた眼で瞳孔を見つめ，瞳孔が赤くなった時（赤色の反射），直線的に一気に近づく（**b**）．この時に左手と患者の頭部がずれないようにする（患者が驚かないように事前に説明しておく）．このようにすれば，必ず眼底が見える．

眼

　顔面の蜂窩織炎では，眼窩内蜂窩織炎への進展を気にしなければならない．眼球運動の制限や眼球突出がないかを調べる．眼球突出はBasedow病の専売特許ではない．

　発熱患者における眼も，たくさん見るところがある．結膜充血の他，アデノウイルスやChlamydiaでは濾胞を伴い，ウイルス性やアレルギー性では漿液性の眼脂，細菌性では粘稠な眼脂を伴う．乾燥やドライアイではSjögren症候群，SLE，関節リウマチなどを疑う．また眼瞼結膜の点状出血（感染性心内膜炎）は，典型的な所見として忘れず想起したい（➡ p 100）．眼瞼結膜の環状毛細血管の消失は貧血を示唆し（➡ p 142），これが不明熱でみられる場合，慢性炎症による貧血を示唆することもある．

■眼底

　眼底は非侵襲的に血管が直接観察できる稀な場所であり，感染性心内膜炎，カンジダ血症，血管炎などで変化することがある．眼底診察の要点を記す **図4**．末梢の血管が見えたら，動脈または静脈をたどりながら視神経円板を目指し，たどり着いたら今度は別の動脈をたどり，できるかぎり末梢まで観察する．こうして視神経円

板を基点にすべての方向をくまなく観察し，出血や虚血の可能性を探す．さらに視神経円板自体や，動静脈の状態を観察する．

耳

　見忘れをなくすため，筆者は前・後耳介，耳介，外耳道，鼓膜の順に観察している．患者は**耳の症状**(耳痛，聴力低下，耳閉感，耳鳴，耳漏など)**ではなく，頭部や喉の奥の症状として訴える**場合がある．特に外耳道や鼓膜は重要で，「側頭部がピリピリ痛い」と訴える60歳代女性の外耳道の発赤を経時的に観察したら，その後水疱が生じ，帯状疱疹だったことがある．

　顎から耳にかけての症状として耳下腺炎(ウイルス性，細菌性)があるが，軽微だと見落としやすく，正中から見た**顔面の輪郭の左右差**に注意するとわかりやすい．ウイルス性耳下腺炎の典型例では，前後の耳介リンパ節も触知する．

口腔内

　発熱患者で咽頭痛がある場合は，口腔を観察する．多くは**咽頭後壁の発赤や扁桃腫大・白苔**，またインフルエンザやウイルス感染を考慮して**咽頭後壁の濾胞**を観察する(➡p5)．これらの所見がなくても安心はできない．特に**開口障害**がある場合，舌口蓋弓や咽頭口蓋弓など前後の口蓋弓の左右差，口蓋底を見て，深頸部膿瘍の可能性も考える．

＊

　首から上は，機能の異なる各臓器が解剖学的に近接しているため，眼窩病変や耳の病変が口腔の症状として表現されたり，膿瘍や炎症が複数の臓器に及ぶこともある．深頸部感染症では，パッと見ると咽頭所見のみられない咽頭痛だが，**口蓋弓の左右差**に気付くだろう．口腔の嫌気臭は歯科感染症が原因かもしれないため，舌圧子を咬んでもらい上下に振ってストレスをかけたり，歯を叩いたりして痛みがあるかを確認する．口が開きにくくても，咬んだり閉じたりはできるかもしれない．口腔底の病変やリンパ節触知を考えるなら，片手を口腔底に，もう片手を顎下に当て，双手診で圧痛・腫瘤などの病変を探る．

　内側も外側も，手で検出できる範囲の診察を怠らない執念は大事である．「そこまで触らなくても(見なくても)よいか……」と考えることがあるかもしれないが，見えないところに意外と，見落としてはいけない大切な所見が隠れている．

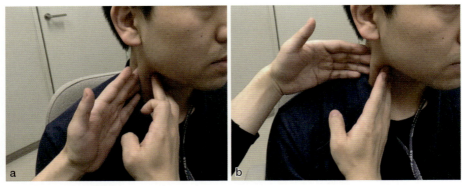

図5 頸部リンパ節（a：前頸部リンパ節，b：後頸部リンパ節）の触知法
頸（前頸・後頸）部リンパ節の触知では，4本の指をそろえる．ポイントは胸鎖乳突筋で，一方の手で胸鎖乳突筋の逃げ場をなくし，胸鎖乳突筋をフロア（床）にして，もう片方の手でリンパ節を触る．頸は緊張しないように，必要に応じ患者に首をややリラックスしてもらうなどの工夫をする．

頸部

　深頸部感染症は，結合織が疎な頸部に起こる感染症である．**頸静脈に一致する圧痛**があれば，血栓形成の可能性もある．

　頸部で押さえておくべき熱源はリンパ節である（➡ p24）．頸部リンパ節の診察 図5 では，各部位のリンパ流と局所のリンパ節が腫れることを理解する．リンパ増殖性疾患や伝染性単核球症に代表されるような，全身性にリンパ節が腫れる疾患群に出会うこともある．

　鎖骨上リンパ節の触知は，総合内科医の藤本卓司先生から教わった sweep 法（と筆者が個人的に呼んでいる）を紹介する 図6 ．

　腋窩リンパ節の触り方も重要である 図7 ．脇の下は発熱患者では汗ばんでいることが多く，また衣服の着脱が煩雑であるためかスキップされることも多い．しかし，**不明熱**などでは**高頻度**で**触知される**ことが多く，決して省かないようにしたい．

　リンパ節を厳密に測定する際はスケールを用いるが，慣れると 0.5 cm 刻みで推定できるようになる．呼吸数や脈の直観的診断と同様に，触って推定したら，実際に測るか，画像で答え合わせをすることで精度を訓練していけばよい．皮下脂肪の厚みで測りにくい場合は，その厚みも考えて大きさを見積もる．

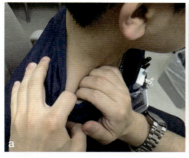
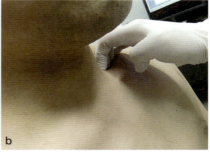

図6 鎖骨上リンパ節の触知法
① 指をそろえて手をシャベルのような形に軽く曲げ，4本の指先を1本の線として後頸部三角（僧帽筋前縁，胸鎖乳突筋後縁，鎖骨で囲まれる三角形）のエリアをすべて掃くように検索する（a）．
② 皮膚に指が引っかかってうまく進まなかったり，患者に不快感を与えるようであれば，それぞれの指を細かく上下に動かして"指が歩く"ようにしながら，想定内の三角形の中をくまなく探す．
③ さらに鎖骨下縁に手刀を沿わせ，鎖骨下のリンパ節を触ることも忘れない．
④ この診察の延長で，若年女性の咽頭痛の鑑別によく挙がる亜急性甲状腺炎をチェックするため，甲状腺を触っておく．
⑤ 鎖骨上窩や甲状腺などはいきなり真正面や真後ろから触ると患者を驚かせてしまうので，少し斜め前からアプローチするのもよい方法である．一直線にした指で，体の右側から左の鎖骨上窩を触ることで患者の緊張がとれる（b）．

胸部

　肺の診察は聴診だけでなく，視診，打診，触診があり，等しく重要である．視診で最も重要なのは呼吸様式である．呼吸は回数だけでなく深さも考慮する．たとえば早くて浅い呼吸の典型例は，胸膜炎や炎症の強い肺炎球菌性肺炎などである．早くて深い呼吸は代謝性異常のKussmaul呼吸を想像させるし，呼吸の深浅がサインカーブを描くものはCheyne-Stokes呼吸を，バラバラなものは失調呼吸を思わせる（➡ p 109）．

　呼吸の視診でもう1つ大事なのが，挿管の適応や挿管後の設定の変化などで重要な，**胸部の上がりや呼吸補助筋の使用**である．もちろん，腹部の上がりも考慮してシーソー呼吸でないかも観察する．発熱をきたした患者の呼吸変化は診断だけではなく，全身管理上も重要である．

　触診では胸壁の腫瘤や骨折，胸膜炎の有無，呼吸性の変動（胸郭の運動の低下など）が特に重要だ．胸痛を訴える患者でそれが表面的な痛みである場合，皮膚に帯

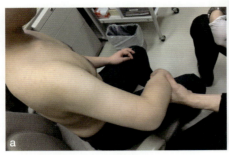
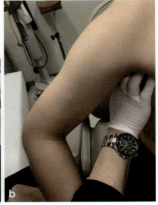

図7 腋窩リンパ節の触知法
① ポイントは，患者の腋窩に緊張をかけないことである．これはLawrence Tierney先生から習った方法で，まず患者に腕と肩の力を抜いてリラックスしてもらい，前腕遠位をaのように保持する．関節を可動しない方向に力をかけることで"関節を取れ"ば，自然と腕が上がり，腋窩を構成する筋群の緊張が取れる．
② リラックスした腋窩に術者のもう一方の手をシャベルのような形で入れ，腋窩が前・中・後の3つに分かれていることを意識しながら上から下にsweepし，リンパ節を触る（b）．
③ "関節を取る"手は左右入れ替えることができるが，この場合，前腕を保持するには患者の前腕を上からつかむ形になる．

状疱疹などがなければ，胸膜と骨を意識してポイントで押しながら，呼吸性変動を確認する．

打診は胸水や腫瘤の同定に有用である．呼吸音が聞こえるべき場所で聞こえない場合は胸水，腫瘤や気胸などが挙がるが，打診の濁音・鼓音で鑑別が可能である．

最後に聴診である．筆者は聴診をこよなく愛しているが，依存しきってはならないとも思う．たとえば聴診で音が拾える範囲は，共鳴がないかぎり直接皮下数cmとされる．肺深部にある音はほとんど拾えないため，聴診で明らかな音がないからといって画像的な検索が必要ないとはいいきれない．また気腫肺の場合などは，画像と乖離するように聴診所見が修飾される（聞こえない）ことがある．肺が解剖学的に影響を受けている場合は，「修飾された呼吸音を聞いているのだ」と念頭に置いて呼吸音に耳を澄ませると，かすかなlate inspiratory cracklesを聴取できるかもしれない．

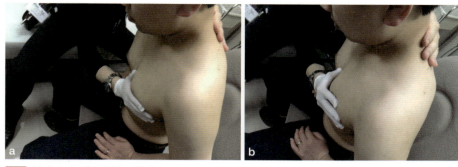

図8　精度を上げる聴診の技術　左右の違いがわかるだろうか？
よく見ると，片方にはチューブがあり，少し手掌が浮いているのがわかるだろう．**a**は手のみ，**b**は手掌と胸壁の間に聴診器があり，ベル部を胸壁に強く押し当て，密着させている．それを確実にするために，医師は左手を患者の背中に置き，両腕でしっかり患者の胸部を挟むようにして聴診の精度を上げている．

心臓

　心臓の打診や触診は重要である．ことに触診は，左心系，右心系，過剰心音，時に弁下狭窄の可能性まで示唆してくれることがある．また心不全患者の短期的な心臓サイズの変化を把握できるなど，風化させるには惜しい技術がたくさんある．エコーの価値は絶対的であるが，徒手空拳でどこまで勝負できるか，医師として保持しておくべき要点だと思われる．

　全身状態を把握する以外で発熱時に心音を聞くのは，熱源に心臓を想定し，感染性心内膜炎における心雑音を探す時だろう．

　心音は継時的な変化を追うことに意味がある場合も多い．熱が出た時点で心雑音がなくても，感染性心内膜炎の可能性は低いとはいいきれない．それは感度・特異度の問題ではなく，たとえば毎日継続的に心音を聞いていれば，ある日かすかな拡張期雑音を聴取できるかもしれない．心音は経時的に比較して聞くべきで，これは血液ガスや心電図などと同じ考え方である．また心音図や心エコーで自分の診察所見を"答え合わせ"する習慣を続ければ，聴診の力も付いてくる．

　実際の診察風景を紹介する　図8．まず手掌で心尖拍動（最強点，pulse of maximal impulse：PMI）を探す．手掌で探すのは検索範囲を広げて感度を上げるためである．範囲が絞れてきたら，手掌の指をそらせて胸壁から離し，手掌側のMP関節の部分だけで胸壁を探しPMIを特定する．皮下脂肪が厚く拍動が触知できなければ，聴診器を2.5 cmずつ動かしながら音が最強になる場所を探る．PMIが決まれ

表1 腸音の評価と鑑別疾患

		頻度 frequency	
		増加 increased	減少 decreased
強度 intensity	亢進 hyperactive	正常（元気な腸）	絞扼性イレウス
	減弱 hypoactive	—	麻痺性イレウス

ば，そこに聴診器を当てればもちろん心音が聞けるし，超音波のセクタ型プローブを当てれば四腔像が見える．

腹部

　腹部症状があれば腹部診察は必須である．視診，聴診，触診，打診の順に侵襲が少ない．腹部で視診や聴診をスキップして触診から始めてしまうと，腸が反応して，もとの腸音がわからなくなる可能性があるので聴診の後に行う．

　まず視診である．最も重要なのは**腹膜刺激症状があるか否か**である（➡ p 150）．患者が歩いて入室するなら腹部に振動が伝わらないようにゆっくり歩いている姿を観察できるし，ベッドに横たわっている場合も振動が伝わらないようにじっとしていることが多い．このような場合は何らかの原因による腹膜刺激症状を考慮し，咳誘発の腹膜刺激症状（痛み）や腹壁の軽いtappingでダブルチェックする以上の腹壁への刺激は行わないようにする．

　聴診，特に腸音について，筆者は頻度（increasedとdecreased）と強度（hyperactiveとhypoactive）の2×2の評価をしている**表1**．というのも，腸音を10秒聞いただけでは，同じ頻度のdecreasedでも麻痺性イレウスでhypoactiveになっているのか，絞扼性イレウスでhyperactiveになっているのかがにわかに判断できないし，「腸音が減弱しています」というプレゼンテーションだけではどのような腸音かが正確に表現できない．2軸で評価すると，このジレンマが解消され，腸音への理解が進むだろう．

　触診は，聴診の後に行う．単にOSCEどおり4か所を触るのではなく，痛みなどがない所から，**自分の手をエコーのプローブに見立ててsweep**するように網羅

的に触っていく．最初は痛みや不快感のことを考え，**患者の顔を見ながら浅めに触る**．

腸管の触診で特筆すべきは，やはり右下腹部だろう．回盲部は，虫垂炎をはじめ感染症や炎症性疾患などで攻撃されやすい場所である．虫垂炎では，虫垂がどう動こうと虫垂根部は動かないことを意識する(➡ p 148)．また，虫垂炎を意識したうえで近い症状を出す鑑別，つまり虫垂炎のクラスター疾患である骨盤内炎症性疾患（子宮頸可動痛なども調べる），憩室炎，Meckel 憩室炎，炎症性腸疾患などの鑑別も挙げられるようにする．

腹部の動脈を調べるのも重要である．動脈瘤の触診は簡単な手技であり，普段から意識すれば見つけることができるだろう．

肝脾腫は発熱患者において非常に重要な所見である．いくつもの臨床的な身体診察法が提唱されているが，おおまかには呼吸性変動を駆使した打診，また聴打診など複数の組み合わせで精度を上げて評価できる．肝臓・脾臓では，両手を用いた一般的な打診は行うが，拳で叩くほどの強い叩打は肝破裂や脾破裂などのリスクもあり，筆者はよほど必要でないかぎり行わない．

背部

発熱における背部の診察はきわめて重要であるが，背部は意外に多くの医師からスキップされている．皮膚の状態，脊椎の圧痛や胸骨肋骨角の叩打痛などが一般的診察である．一方，みたつもりになっていても脊椎は 1 本 1 本棘突起をしっかりつまんで揺らしながら圧痛を確かめたり，1 つひとつ打診したりしないと 図9 ，患者は痛みを訴えない場合も多い．また，経時的にチェックしないと椎体炎や椎間板膿瘍などの病変を見落とす可能性がある．仙腸骨関節や仙骨褥瘡の診察は見逃しやすいので，この点も注意する．

四肢

発熱と四肢の異常で最も多いのは蜂窩織炎だろう．鑑別として，血栓性静脈炎や深部静脈血栓症 (DVT)，関節であれば化膿性関節炎や結晶性関節炎を考える．関節の可動痛や圧痛，発赤などをみれば判断はおおまかに付くが，難しいケースも稀に存在する．

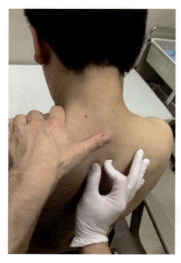

図9 脊椎の診察
圧痛があれば，椎体を1本ずつしっかりつまんで，揺らしながら確認する．

神経

　主訴により，すべての神経所見を取る必要がある．たとえば発熱患者に頭痛や視野異常などがあれば，脳神経の解剖学的特定が可能になるし，協調運動や失調をみれば小脳病変も特定が可能である．異常感覚の訴えがあり，その分布が単一神経の複数エリアなら，多発単神経炎として血管炎を想起できるかもしれない．

デバイス感染

　体の中に熱のもとになるような異物があれば，必ず日々確認する．これは外来患者でも入院患者でも変わらない．

発熱診察の落とし穴！

💥 **研修医が見落としがちな体の部位！**
　頭皮，背中，鼠径部，仙骨部，靴下の中の診察を忘れない．

💥 **腋窩温に騙されない！**
　印象と合わない時は直腸温・膀胱温を測定する．

💥 高齢者の肺炎を見逃さない！

　上気道炎かなと思っても，数日続く発熱や脈拍の増加[1]があれば胸部 X 線を 1 枚撮っておいて損はない．

文献

1) Mehr DR, et al：Clinical findings associated with radiographic pneumonia in nursing home residents. J Fam Pract 50：931-937, 2001.
2) Petersdorf RG, et al：Fever of unexplained origin：report on 100 cases. Medicine(Baltimore) 40：1, 1961.
3) 東　禹彦：爪―基礎から臨床まで．金原出版，2004.
4) Shimizu T, et al：Osler's node. BMJ Case Reports 2013.
5) 志水太郎：診断戦略―診断力向上のためのアートとサイエンス．医学書院，2014.

〈志水太郎〉

COLUMN 10

医師の資質とは

　皆さんはこの絵をご存じだろうか.

　英国の画家 Sir Samuel Luke Fildes の「The Doctor」という作品（1891）である（図）. 日本ではあまり知られていないが，切手として発行されるなど世界的には有名な絵画の1つである.

　後ろで悲嘆にくれる両親, 死の床につく小さな子どもの前で, 医師は考え, 悩んでいる. 100年以上経った今日でも, この絵は「医師は患者から目をそらしてはならない」「医師とは考え, 悩む存在である」と訴えかけているように筆者には見える. パソコンの前で格闘しなければならなくなったわれわれの時代にも, 一番重要なのは患者の声であり, 身体から発せられるメッセージなのである. 決して傲慢にならず, 沈着に悩む姿勢が医師の資質として重要である.

（平島　修）

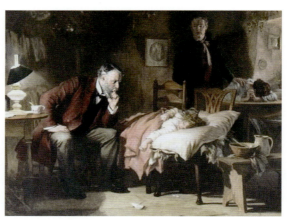

図　「The Doctor」Sir Samuel Luke Fildes
（Tate 美術館所蔵）

索引

数字・欧文

数字

Ⅰ音とⅡ音の同定　75
Ⅱₚ亢進　22, 89
Ⅱ音亢進　176
Ⅱ音分裂　89
Ⅲ音　58, 76
Ⅳ音　76
5P's　34

A

abdomino-jugular reflux　73
auscultatory percussion test　115

B

Babinski 徴候　46
Basedow 眼症　188
Basedow 病　183
Bell 現象　56
Biot 呼吸　57, 109
Brudzinski 徴候　66

C

Campbell 徴候　6
capillary refill time　18, 79
Castell 法　30
Chaddock 徴候　47
Cheyne-Stokes 呼吸　57, 109
coarse crackles　110
COPD　120
cough test　150
crackle(s)　58, 77
Cruveilhier-Baumgarten murmur　177
cv 波　131
CVA 叩打痛　103

D

Dahl 徴候　124
Dalrymple 徴候　188
dish water　214

E・F

early inspiratory crackles　128
egophony　99, 117
eyeball tenderness　65
fine crackles　110

G

Glasgow Coma Scale（GCS）　54
Gottron 丘疹　197
Gottron 徴候　197

H・I

hand drop test　59
Hoffman 試験　48
Homans 徴候　91
Hoover 徴候　126
Howship-Romberg 徴候　167
inching technique　75

J

Janeway lesions　99
Jendrassik 手技　46
Jolt accentuation　63

K

Kernig 徴候　66
Kussmaul 呼吸　109
Kussmaul 徴候　113

L

Lanz 点の圧痛　153
large fiber　36

late inspiratory crackles 110
late inspiratory fine crackles 201
Lowenberg 徴候 91
Luke 徴候 91

M

Mackenzie 分類 6
McBurney 点の圧痛 152
Müller 徴候 4

N

nail-fold capillary change 196
neck flexion test 64
Nohria–Stevenson 分類 71

O・P・Q

Osler 結節 100, 217
peau d'orange 208
Pemberton 徴候 185
psoas 徴候 104
quadruple rhythm 76

R

Raynaud 現象 195
rhonchi 112
Rosenstein 徴候 154
Roth 斑 104
Rovsing 徴候 153

S

shifting dullness 10, 165, 178
sicca 症状 192
small fiber 36
splinter hemorrhages 99
squawk 112
Staphylococcus aureus 205
Streptococcus pyogenes 205
Sutton の法則 83

T

tapping pain 150

Terry's nail 176
Trietz 靱帯 136
Trömner 試験 48

V・W・Z

Von Graefe 徴候 188
Wartenberg 試験 48
Wernicke–Mann 肢位 43
wheeze 77, 112, 128
Z score 33

和文

あ

アキレス腱反射 46
アナフィラキシーショック 20
アルコール 60
亜急性甲状腺炎 183
握雪感 22, 212
足クローヌス 46

い

イレウス 159
インフルエンザ濾胞 5
位置覚 40
異型肺炎 112
意識障害 17, 50, 174
一過性全健忘 61
咽頭後壁 4

う

右心不全徴候 131
運動障害 36

え・お

壊死性筋膜炎 205, 214
壊死性軟部組織感染症 205
腋窩リンパ節 29, 222
温痛覚 36

か

ガス壊疽　205
化膿性関節炎　209
過共鳴音　115, 129
過剰心音　76
回盲　148
外傷　18
踵落とし試験　150
顎下腺腫脹　193
片眼閉じ試験　41
喀血　138
滑車上リンパ節　29
合併症　105, 133
汗腺炎　204
肝硬変　170, 177
肝性脳症　174
肝肺症候群　171
肝脾腫　103
間質性肺炎　110
感覚障害　36
感染性心内膜炎　94, 217
関節腫脹・発赤　101
眼球結膜　4
眼球結膜充血　192
眼瞼結膜　4
眼瞼結膜貧血　141
眼底診察　220

き

気管支拡張症　110
気管支呼吸音　7
気管短縮　6, 126
奇異性呼吸　109
奇脈　78
起因菌　205
機械工の手　196
菊池-藤本病　27
逆流性駆出性雑音　98
急性肺障害　81
嗅診　143
虚血性腸炎　142
胸鎖乳突筋　6, 28, 126
胸膜摩擦音　99
強膜炎　192
筋膿瘍　205

く

グラム染色　205
くも状血管腫　175
くも膜下出血　56
口すぼめ呼吸　124

け

下血　136
経静脈的循環動態評価　20
痙攣　57
憩室出血　142
頸静脈圧　87
頸静脈怒張　8, 21, 72
頸動脈　4
血圧　2, 55
血液分布異常性ショック　20
血管雑音　201
血管内リンパ腫　109
血便　136
結核性髄膜炎　68
結核性リンパ節炎　27
結節　187
結節性紅斑　198
腱反射　187

こ

呼吸　2
呼吸音　6
呼吸音減弱　128
呼吸筋　122
呼吸相　112
呼吸補助筋　122
口蓋弓　4
甲状腺癌　190
甲状腺機能亢進症　183
甲状腺機能低下症　183
甲状腺疾患　182
交互脈　80
抗菌薬　205
後頸部リンパ節　27, 222
項部硬直　65
硬膜炎　63
膠原病　191, 218
黒色便　137

さ

左右差　42, 55, 78, 89, 90, 211
鎖骨上リンパ節　28, 222
臍ヘルニア　163
散瞳　21

し

ショールサイン　197
ショック　14, 15, 208
　――の5P症状　17
ショックインデックス　20, 161
しびれ　34
姿勢時振戦　189
視診　6, 8, 9, 18, 20, 21, 26, 56, 87, 124, 141, 149, 162, 174, 184, 208
紫斑　99
耳下腺腫大　179
自動回内徴候　42
痔核　179
失語　52
膝蓋腱反射　44
膝窩動脈　4, 78
膝クローヌス　46
手術痕　162
手掌紅斑　175
酒皶　175
腫脹　208
縮瞳　21
循環血液量減少性ショック　18
初期悪化　213
女性化乳房　176
徐脈　21
徐脈性不整脈　21
小腸閉塞　159
消化管出血　134
上腕三頭筋反射　44
上腕二頭筋反射　44
静脈炎　210
触診　6, 8, 10, 22, 26, 30, 58, 78, 90, 103, 114, 130, 142, 177, 185, 200, 211
触覚　40
心外閉塞・拘束性ショック　21
心原性ショック　21, 81
心尖拍動　9, 74, 130, 225
心不全　58, 70

心膜摩擦音　98
振盪音　164
振動覚　40
深頸部リンパ節　28
深部静脈血栓(症)　22, 85
深部知覚　36
深部リンパ節　25
腎機能　179
腎梗塞　103

す

スクリーニング診察　2
水泡音　110
髄膜炎　62
髄膜刺激徴候　59
髄膜脳炎　63

せ

声音振盪　6, 115
声音聴診　116
赤色便　138
脊柱叩打痛　103
脊椎炎　103
浅頸部リンパ節　28
全身状態　2
前頸部リンパ節　222
喘息　120

そ

鼠径ヘルニア　163
鼠径リンパ節　29
爪下線状出血　99, 217
爪甲剝離　217
相対的徐脈　216
足背動脈　79
速脈　78
側副血行路　171
側腹部濁音　166

た

タール便　137
多発単関節炎　101

打診　8-10, 22, 30, 90, 102, 115, 142, 150, 165, 177, 210
代謝性脳症　56
体温　216
体重　174
対光反射　51
大腿ヘルニア　163
大腸閉塞　159
第5指徴候　43
丹毒　205
単関節炎　101

ち

遅脈　78
虫垂炎　146
腸管蠕動　162
腸蠕動音　10, 142, 164, 226
腸閉塞　158
腸腰筋徴候　104, 154
腸腰筋膿瘍　104
蝶形紅斑　197
聴診　6, 9, 10, 20, 22, 58, 89, 97, 116, 142, 150, 164, 176, 185, 210
直腸診　11, 143, 155, 168, 179

つ

椎間板炎　103
痛覚　40
爪　141, 217

て

点状出血　99
電解質　179
電気的交代脈　21

と

吐血　135, 138
橈骨逆転反射　44
橈骨動脈　4, 17, 78
瞳孔　51
特発性細菌性腹膜炎　174

な・に

内頸静脈拍動　8, 88
二峰性脈　78
人形の目現象　51

ね

ネコひっかき病　27
粘液水腫　187
捻髪音　110, 210

の

脳塞栓　105
脳卒中　55

は

バイタルサイン　2, 54, 86, 140, 161, 171
バケツの柄運動　123
パドル徴候　166
ばち指　132
羽ばたき振戦　127, 174
波動の触知　167, 178
肺炎　58, 81, 108
肺気腫　123
肺高血圧症　173
肺塞栓　84
肺動脈弁逆流性雑音　90
肺胞呼吸音　7
敗血症　58
橋本病　183
発熱　174, 216

ひ

ビア樽状胸郭　125
皮膚硬化　199
皮膚所見　187
皮膚・軟部組織感染症　203
脾梗塞　102
脾腫　30, 177
左季肋部叩打痛　102
表在リンパ節　25
病歴（聴取）　111, 160, 207
貧血　4, 141

頻呼吸　19, 87
頻脈　19, 140
頻脈性不整脈　21

ふ

フィンガーテスト　214
ぶどう膜炎　192
不整脈　103
不明熱　192
浮腫　79, 179
副雑音　6, 112
副鼻腔叩打痛　219
腹水　178
腹部手術歴　160
腹部膨満（膨隆）　9, 150, 162, 174
腹壁瘢痕ヘルニア　162

へ

ヘリオトロープ疹　197
ベッドサイド tilt テスト　140
閉鎖筋徴候　154
閉塞性肺疾患　120
扁桃　4

ほ

母指探し試験　41
蜂窩織炎　179, 205
傍胸骨拍動　9, 22, 90, 119
発赤　208

ま

麻痺　105

末梢冷感　81

み・む

脈圧開大　19
脈拍　3
脈拍微弱　17
無痛性甲状腺炎　183

も

毛細血管再充満時間　18, 79
網状皮斑　198
門脈圧亢進　171

や・ゆ

ヤギ音　99, 117
薬物中毒　21
指折数え試験　43

ら・り・る・れ

ラ音　112
リンパ節腫脹　24, 27
リンパ節生検　30
隆起性点状紫斑　100
緑内障　4
涙腺腫脹　193
冷汗　17, 57

わ

腕橈骨筋反射　44